AF495444

ÉTUDES CLINIQUES

sur

L'HYSTÉRIE

NATURE, LÉSIONS ANATOMIQUES, TRAITEMENT

PAR

LE Dʳ E. CHAIROU

MÉDECIN EN CHEF DE L'ASILE IMPÉRIAL DU VÉSINET
ANCIEN INTERNE DES HOPITAUX DE PARIS
LAURÉAT DE L'ACADÉMIE IMPÉRIALE DE MÉDECINE, MÉDECIN INSPECTEUR
DE LA SOCIÉTÉ PROTECTRICE DE L'ENFANCE
CHEVALIER DE L'ORDRE ROYAL D'ISABELLE LA CATHOLIQUE

PARIS

J. B. BAILLIÈRE ET FILS

LIBRAIRES DE L'ACADÉMIE IMPÉRIALE DE MÉDECINE

19, rue Hautefeuille, près du boulevard St-Germain.

Londres	**Madrid**
HIPPOLYTE BAILLIÈRE	C. BAILLY-BAILLIÈRE

1870

BAUCHET (J. L.). Anatomie pathologique des kystes de l'ovaire, et de ses conséquences pour le diagnostic et le traitement de ces affections. Paris, 1859, 1 vol. in-4............................... 5 fr.

BERGERET (L. F. E.). Des fraudes dans l'accomplissement des fonctions génératrices, dangers et inconvénients pour les individus, la famille et la société, par L. F. BERGERET, médecin en chef de l'hôpital d'Arbois(Jura). *Troisième édition.* Paris, 1870, in-18 jésus. 2 fr.

BOIVIN. Mémorial de l'art des accouchements, par madame BOIVIN, sage-femme en chef de la maison de Santé. *Quatrième édition.* Paris, 1836, 2 vol. in-8, avec 143 figures......................... 6 fr.

BOIVIN ET DUGÈS. Anatomie pathologique de l'utérus et de ses annexes, fondée sur un grand nombre d'observations cliniques, par madame BOIVIN et A. DUGÈS, professeur à la Faculté de médecine de Montpellier. Paris, 1866. Atlas in-folio de 41 planches coloriées.. 45 fr.

BOUCHUT. De l'état nerveux aigu et chronique, ou Nervosisme, appelé névropathie aiguë cérébro-pneumogastrique, diathèse nerveuse, fièvre nerveuse, cachexie nerveuse, névropathie protéiforme, névrospasmie, et confondu avec les vapeurs, la surexcitabilité nerveuse, l'hystéricisme, l'hystérie, l'hypochondrie, l'anémie, la gastralgie, etc. Paris, 1860, 1 vol. in-8 de 348 pages... 5 fr.

BOURGEOIS (L. X.). De l'influence des maladies de la femme pendant la grossesse sur la constitution et la santé de l'enfant. Paris, 1861, 1 vol in-4.. 3 fr. 50

BOUSQUET (J. B.). Nouveau traité de la vaccine et des éruptions varioleuses ou varioliformes. Paris, 1848, in-8 de 600 pages..... 7 fr.

BRESCHET (G.). Études anatomiques, physiologiques et pathologiques de l'œuf dans l'espèce humaine. Paris, 1835, 1 vol. in-4° de 144 pages, avec 6 planches................................. 5 fr.

BRIQUET. Traité clinique et thérapeutique de l'hystérie, par P. BRIQUET, médecin de l'hôpital de la Charité. Paris, 1859, 1 vol. in-8 de 624 pages .... 8 fr.

CHAILLY Traité pratique de l'art des accouchements, par CHAILLY-HONORÉ, membre de l'Académie de médecine. *Cinquième édition.* Paris, 1867, 1 vol. in-8, avec 282 figures.................. 10 fr.

CHARPENTIER. Des accidents fébriles qui surviennent chez les nouvelles accouchées, par L. A. Alph. CHARPENTIER, chef de clinique d'accouchements de la Faculté. Paris, 1863, gr. in-8. .... 1 fr. 50

CHURCHILL (Fleetwood). Traité pratique des maladies des femmes, hors l'état de grossesse, pendant la grossesse et après l'accouchement, par Fleetwood CHURCHILL, professeur à l'Université de Dublin. Traduit de l'anglais par MM. Alexandre WIKLAND et Jules DUBRISAY. Paris, 1866, 1 vol. grand in-8, avec 291 figures.................. 18 fr.

DAVID (TH.). De la grossesse au point de vue de son influence sur la constitution de la femme. Paris, 1868, 1 vol. in-8, 122 pages.. 2 fr. 50

DUBOIS (FR.). Histoire philosophique de l'hypochondrie et de l'hystérie, par F. DUBOIS (d'Amiens), secrétaire perpétuel de l'Académie de médecine. Paris, 1837, in-8.............................. 2 fr.

De la Fièvre puerpérale, de sa nature et de son traitement. Communications à l'Académie de médecine, par MM. GUÉRARD, DEPAUL, BEAU, PIORRY, HERVEZ DE CHÉGOIN, TROUSSEAU, P. DUBOIS, CRUVEILHIER, CAZEAUX, DANYAU, BOUILLAUD, VELPEAU, J. GUÉRIN, etc. Paris, 1858, in-8 de 464 p.. 6 fr.

GIRARD (CH.). La vie au point de vue physique, ou Physiogénie philosophique, par le Dr Charles GIRARD. Paris, 1860, in-12, 70 p. 1 fr.

GIRARD (H.). Études pratiques sur les maladies nerveuses et mentales, par le docteur H. GIRARD DE CAILLEUX, inspecteur général du service des aliénés de la Seine. Paris, 1863, 1 vol. grand in-8 de 234 pages... 12 fr.

GIRARD (H.). Considérations physiologiques et pathologiques sur les affections nerveuses dites hystériques. Paris, 1841, in-8.. 50 c.

HUGUIER. De l'hystérométrie et du cathétérisme utérin, par P. C. HUGUIER, chirurgien des hôpitaux, membre de l'Académie de médecine. Paris, 1865, in-8, avec 4 planches......................... 6 fr.

HUGUIER. Mémoires sur les allongements hypertrophiques du col de l'utérus dans les affections désignées sous les noms de *descente*, de *précipitation de cet organe*. Paris, 1860, in-4, avec 13 planches.   15 fr.

HUGUIER. Mémoire sur l'esthiomène de la vulve ou dartre rongeante de la région vulvo-anale. Paris, 1849, in-4, avec 4 pl.....   5 fr.

HUGUIER. Mémoire sur les maladies des appareils sécréteurs des organes génitaux de la femme. Paris, 1850, in-4, avec 5 pl...   8 fr.

IMBERT-GOURBEYRE. De l'albuminurie puerpérale, par M. le Dr IMBERT-GOURBEYRE, professeur à l'École de médecine de Clermont-Ferrand. Paris, 1856, 1 vol. in-4 de 73 pages........................   2 fr. 50

IMBERT-GOURBEYRE. Des paralysies puerpérales. Paris, 1861, 1 vol. in-4 de 80 pages ....   2 fr. 50

JOBERT. Traité des fistules vésico-utérines, vésico-utéro-vaginales, entéro-vaginales et recto-vaginales. Paris, 1852, in-8, avec 10 figures.................................   7 fr. 50

KOEBERLÉ. De l'ovariotomie, par E. KŒBERLÉ, professeur agrégé à la Faculté de médecine de Strasbourg. Paris, 1864. Deux parties, in-8, avec 6 pl................................   7 fr. 50

LANDOUZY (H.). Traité complet de l'hystérie. *Deuxième édition.* Paris, 1868, 1 vol. in-8.............................   7 fr.

LE GENDRE. De la chute de l'utérus. Paris, 1860, in-8, avec 8 planches.................................   3 fr. 50

MAYER. Des rapports conjugaux, considérés sous le triple point de vue de la population, de la santé et de la morale publique, par le docteur Alex. MAYER. *Cinquième édition.* Paris, 1868, in-18 jésus........   3 fr.

MENVILLE. Histoire philosophique et médicale de la femme. *Seconde édition.* Paris, 1858, 3 vol. in-8 de 600 pages.........   10 fr.

MORDRET (A. E.). De la mort subite dans l'état puerpéral. Paris, 1858, 1 vol. in-4 de 180 pages....................   4 fr. 50

NÆGELÉ (H. F.) ET GRENSER. Traité pratique de l'art des accouchements, par M. F. NÆGELÉ, professeur à l'Université de Heidelberg et L. GRENSER, directeur de la Maternité de Dresde. Traduit par G. A. AUBENAS, professeur agrégé à la Faculté de médecine de Strasbourg. Ouvrage précédé d'une introduction par J. A. STOLTZ, doyen de la Faculté de médecine de Strasbourg. Paris, 1870. 1 vol. in-8, avec une planche et 207 figures.................................   12 fr.

PENARD (L.). Guide pratique de l'accoucheur et de la sage-femme. *Deuxième édition.* Paris, 1865, xxiv-528 p., avec 112 fig.   4 fr.

RACIBORSKI (A.). Traité de la menstruation, ses rapports avec l'ovulation, la fécondation, l'hygiène de la puberté et de l'âge critique, son rôle dans les différentes maladies, ses troubles et leur traitement. Paris, 1868, 1 vol. in-8, avec deux planches chromolithographiées.   12 fr.

ROBIN (CH.). Mémoire sur les modifications de la muqueuse utérine pendant et après la grossesse. Paris, 1861, 1 vol. in-4, avec 5 planches.................................   4 fr. 50

ROUBAUD (FÉLIX). Traité de l'impuissance et de la stérilité chez l'homme et chez la femme, comprenant l'exposition des moyens recommandés pour y remédier. Paris, 1855, 2 vol. in-8 de 450 pages.   10 fr.

SIEBOLD (ED. C.). Lettres obstétricales, traduites, avec une introduction et des notes, par M. STOLTZ. Paris, 1867, 1 vol. in-18 jésus de 268 pages.................................   2 fr. 50

TARDIEU (A.). Étude médico-légale sur l'avortement. *Troisième édition.* Paris, 1868, in-8, viii-280 pages...................   4 fr.

SIMON (JULES). Des maladies puerpérales. Paris, 1866, in-8, 184 p.....................................   3 fr.

VOISIN. De l'hématocèle rétro-utérine, par Auguste VOISIN, médecin de la Salpêtrière. Paris, 1860, in-8, avec une planche........   4 fr. 50

ENVOI FRANCO CONTRE UN MANDAT SUR LA POSTE.

ÉTUDES CLINIQUES

SUR

L'HYSTÉRIE

Corbeil, typ. et stér. de Crête fils.

ÉTUDES CLINIQUES

SUR

L'HYSTÉRIE

NATURE, LÉSIONS ANATOMIQUES, TRAITEMENT

PAR

LE Dr E. CHAIROU

MÉDECIN EN CHEF DE L'ASILE IMPÉRIAL DU VÉSINET
ANCIEN INTERNE DES HOPITAUX DE PARIS
LAURÉAT DE L'ACADÉMIE IMPÉRIALE DE MÉDECINE, MÉDECIN INSPECTEUR
DE LA SOCIÉTÉ PROTECTRICE DE L'ENFANCE
CHEVALIER DE L'ORDRE ROYAL D'ISABELLE LA CATHOLIQUE

PARIS

J. B. BAILLIÈRE ET FILS

LIBRAIRES DE L'ACADÉMIE IMPÉRIALE DE MÉDECINE

19, rue Hautefeuille, près du boulevard St-Germain.

Londres		**Madrid**
HIPPOLYTE BAILLIÈRE		C. BAILLY-BAILLIÈRE

1870

M. LE DR H. ROGER

PROFESSEUR AGRÉGÉ A LA FACULTÉ DE MÉDECINE

MÉDECIN DE L'HOPITAL DES ENFANTS MALADES

MEMBRE DE L'ACADÉMIE IMPÉRIALE DE MÉDECINE

MON CHER MAITRE,

Permettez-moi de vous dédier cet ouvrage.

Vous m'avez donné les premières leçons dans l'art si difficile de l'observation médicale. Vous avez été pour moi un maître excellent, et ensuite un ami dévoué et un protecteur infatigable.

Je suis heureux de vous en exprimer hautement toute ma reconnaissance.

E. CHAIROU.

RUEIL (Seine-et-Oise), *mai* 1870.

INTRODUCTION

Avant d'entrer dans l'exposition des faits relatifs à ces *Etudes cliniques sur l'hystérie*, je désire rappeler sommairement les raisons qui m'avaient mis la plume à la main (1).

Depuis que je remplis les fonctions de médecin à l'Asile Impérial du Vésinet, soit comme médecin adjoint, soit comme chef de service, j'ai vu 26,000 malades femmes. Sur ces 26,000 malades, un très-grand nombre m'ont présenté un état hystérique incontestable, et sur toutes celles que j'ai observées, la maladie m'a toujours paru marquée, dès son début, par un signe spécial, qui, en dehors de toute autre appréciation, m'a permis de porter un diagnostic précis, d'en tirer un pronostic assuré et des indications formelles et pratiques.

Appartenant en outre par ma profession à la médecine militante, à la médecine de campagne qui cherche des diagnostics précis et rapides, des applications in-

(1) Ce travail a été lu à l'Académie de Médecine le 3 septembre 1869. (Voy. *Bulletin de l'Académie de Médecine*, 1869, t. XXXIV, p. 736.)

faillibles et des remèdes héroïques, amené par des observations multipliées par une pratique continuelle à modifier les idées qui m'avaient été enseignées à l'École relativement à l'hystérie, j'ai pensé pouvoir avec fruit exposer les résultats de mon expérience, et les soumettre à la haute appréciation de l'Académie dans le sein de laquelle je compte tant de maîtres, dont quelques-uns veulent bien m'honorer du nom d'ami.

Les modifications dans mes idées se sont faites successivement. J'ai rencontré d'abord un signe que j'ai cru rare, puis plus fréquent, et enfin que j'ai été conduit à regarder comme pathognomonique dès le début de la maladie. Tous les symptômes qui caractérisent cette singulière et bizarre affection, nous ont paru reliés pour ainsi dire mathématiquement entre eux et constituer une unité morbide qu'il est facile de suivre et dont il est aisé de connaître les différentes phases à l'aide d'un fil conducteur.

Le signe pathognomonique est recherché par tous les médecins praticiens. Un phénomène unique, appréciable dans tous les cas avec une extrême fixité, ne se présentant dans aucun autre cas morbide et se manifestant toujours dans la même maladie, est une véritable conquête de la science.

Combien de maladies ont, dès le début, un signe pathognomonique? Bien peu sans doute : la gangrène dans les affections gangréneuses, la couenne dans l'angine couenneuse, l'éruption dans les affections éruptives, etc.

Mais à côté de ces quelques cas peu nombreux, combien d'autres manquent d'un seul signe caractéristique !

Toute maladie pour être diagnostiquée est caractérisée par un ensemble de symptômes. En général on peut dire qu'un certain nombre de phénomènes doivent être réunis et que c'est de l'étude de leur ensemble, de leur filiation, de leur marche et de leur comparaison que peuvent être tirés un bon diagnostic, un sûr pronostic et un traitement rationnel.

Ainsi, pour citer des exemples, je dirai que le souffle et le râle crépitant ne sont pas signes pathognomoniques de la pneumonie ; que le râle muqueux et l'expiration prolongée ne le sont pas de la phthisie ; que les taches lenticulaires ; et les épistaxis ne le sont pas de la fièvre typhoïde.

Je pourrais multiplier les faits à l'infini, je me borne à expliquer le sens de ma pensée.

Dans le public non médical, dans le monde, il se rattache au mot *hystérie* une foule d'idées erronées : ce mal est considéré comme honteux. Dire qu'une personne est hystérique est presque une injure, qu'un médecin bien pensant ne devra jamais laisser soupçonner dans sa clientèle. Les notions les plus absurdes ont cours relativement à l'explication des phénomènes bizarres et presque surnaturels qui sont en évidence, quand ces phénomènes ne constituent en vérité qu'une faible et insignifiante partie de la maladie qui est en résumé beaucoup plus complexe qu'on ne le pense généralement.

Beaucoup de mémoires et d'ouvrages ont été écrits sur l'hystérie : ils ont singulièrement modifié la manière de voir dans ces dernières années. Malgré ces travaux, la maladie dont il s'agit contenait encore beaucoup de points obscurs, et une foule de questions restaient encore à élucider.

Bien que d'une manière générale les *études* qui suivent impriment à l'histoire de l'hystérie une physionomie logique, s'appuyant sur des enchaînements rigoureux, le dernier mot de cette histoire n'a pas encore été dit.

Nous nous sommes efforcé d'appliquer, dans le cours du présent travail, la méthode expérimentale avec une implacable sévérité. Avons-nous réussi au gré de nos vœux? Nous n'osons l'espérer. Nous tâcherons de réussir plus complétement dans une seconde partie de ce travail.

ÉTUDES CLINIQUES

L'HYSTÉRIE

I

L'hystérie est une affection propre à l'espéce humaine.

Avant d'entrer dans l'étude et la définition de cette affection je dois dire que seule elle est spéciale à l'espèce humaine. Toutes les autres maladies ne sont pas l'apanage tristement exclusif de l'homme. Tous les êtres vivants, bêtes ou plantes, ont les mêmes affections parce qu'ils ont les mêmes tissus. Il n'y a que des variétés déterminées par la diversité du genre de vie, des habitudes et du milieu ; mais d'une manière générale on peut affirmer que toutes les maladies sont similaires dans les animaux vertébrés.

Ainsi tous les êtres qui ont des poumons peuvent avoir des pneumonies ou des phthisies, tous ceux ayant du sang peuvent avoir des chloroses, etc. On pourrait multiplier les exemples et les applications à l'infini.

L'étude des modifications apportées aux maladies

sur les espèces animales, constitue une science à laquelle on a donné le nom de Médecine comparée.

Deux seules affections paraissent faire exception : la syphilis et l'hystérie. Et encore pour la syphilis, cette triste conquête de l'humanité, n'est-on pas d'accord.

Il paraît certain qu'il a été possible d'inoculer le virus syphilitique aux singes du Jardin des plantes après nombre de tentatives infructueuses.

Les porchers prétendent que les porcs peuvent contracter une affection qui a la plus grande analogie avec la syphilis.

J'ai entendu maintes fois des gardes-chasse prétendre que les lièvres et les lapins étaient décimés par une maladie qui présentait des analogies remarquables avec la syphilis.

Je n'ai pas autorité pour avoir une opinion à ce sujet.

Reste l'hystérie : cette affection est bien propre à l'espèce humaine.

Je ne prétends pas que certains animaux n'aient pas des spasmes ayant une grande analogie avec les spasmes hystériques. Les animaux domestiques principalement, vivant dans la familiarité de nos habitations, le chien et le chat par exemple, présentent un certain nombre de phénomènes qui simulent quelques-uns des actes qui paraissent être du domaine de l'hystérie. Ainsi, un chat, en présence de la racine de valériane, entre dans de véritables convulsions hystériformes ; mais il n'y a qu'une lointaine apparence avec la maladie véritable et tout son cortége de phénomènes bizarres.

La convulsion elle-même diffère essentiellement. Chez le chat par exemple, elle cesse sous l'influence de la peur. De plus, ces convulsions étranges sont identiques chez les chats dans les deux sexes. — Elles n'atteignent que la femme dans l'espèce humaine.

II

L'Hystérie est une névrose prenant son point de départ dans la congestion des ovaires, principalement dans l'ovaire gauche et déterminant l'abolition du mouvement réflexe de l'épiglotte d'abord et toutes sortes de perturbations nerveuses ensuite.

C'est là une proposition bien inattendue. Je ne la formulerais pas avec cette netteté, si des observations multipliées relevées avec soin ne m'avaient pas mis à même d'en affirmer l'exactitude. Je vais faire tous mes efforts pour transmettre ma conviction dans l'esprit de mes lecteurs.

Il y a bien longtemps que la corrélation existant entre les organes sexuels et les organes du larynx est un fait connu.

On sait quelle singulière opération est pratiquée chez les castrats pour obtenir pendant toute la vie la voix de soprano.

Les oiseaux chanteurs réservent leurs chants les plus brillants pour l'époque des amours.

Chez l'homme, les modifications de la voix suivent d'une manière invariable les modifications de l'appareil génital. Ainsi, l'enfant a presque toujours la voix de soprano. La voix mue, lorsque les fonctions génitales commencent à se développer ; elle passe au ténor à l'époque de la puberté. L'homme, dans toute l'expansion de sa force et l'entier développement de ses facultés génésiques, est un baryton, contrairement à toutes les traditions lyriques. Ainsi le don Juan de Mozart, et Mozart était un homme de génie, est un baryton et non pas un ténor. Lorsque ces facultés commencent à diminuer, le ton devient plus grave ; et enfin lorsque, sous l'influence des progrès de l'âge, les fonctions viriles sont éteintes, l'intonation devient plus grave encore : on dit que la voix est caverneuse.

Mêmes modifications chez la femme avec une vitalité différente.

Il n'est personne qui ignore que beaucoup de femmes qui ont l'utérus congestionné ont une toux spasmodique continuelle, provoquée par le picotement du larynx.

Ce phénomène s'observe fréquemment au commencement des grossesses, il peut coïncider avec les vomissements et paraît un phénomène de même ordre.

On l'observe encore dans certaines hypertrophies de l'utérus avec inflammation des ligaments larges.

Toujours même sympathie entre le larynx et les organes génitaux.

Je rattache encore à cet ordre de phénomènes, le singulier état observé chez les pendus : sous l'influence de l'asphyxie par compression du larynx, il y a presque toujours érection et émission du sperme (1).

J'habite un pays dans lequel ce mode de suicide,

____

(1) Voyez A. Tardieu, *Étude médico-légale sur la pendaison*. Paris, 1870.

la pendaison, est fort en vogue chez les hommes. On se pend dans certaines familles de père en fils. On se pend pour une contrariété ; on se pend pour faire une niche à sa femme. J'ai vu des individus faire quatre ou cinq tentatives ; tirés d'affaire avant la strangulation complète, ils recommençaient jusqu'à réussite parfaite, et cela en dehors de la monomanie ; car, ce que cherchent les monomanes, c'est le suicide lui-même, et ils varient leurs procédés. On se pend partout : au grenier, à la cave, au lavoir, derrière une porte. J'ai vu un vieillard de soixante-douze ans qui était parvenu à se pendre à un *montant* d'échelle.

J'examine donc chaque année un grand nombre de cadavres de pendus, et j'ai pu tout à loisir étudier les effets de la constriction du larynx sur les organes de la génération. Or, voici ce que j'ai observé.

Presque toujours, même lorsque l'on examine le cadavre plusieurs heures après la mort, le pénis est encore en demi-érection, dur, gros, tuméfié et rouge. On voit dans le méat urinaire, le liquide séminal qui remplit le canal de l'urèthre. Les testicules, gorgés de sperme, sont fortement pressés contre la voûte du pubis. Le scrotum, rouge, violacé, est resserré. Cet état est constant toutes les fois que le lien constricteur passe au-dessus du cartilage thyroïde et rejette en haut l'os hyoïde et qu'il arrive à presser la langue contre les arcades dentaires. C'est là le cas le plus fréquent de beaucoup : 19 fois sur 20.

Il est inconstant, au contraire, toutes les fois que le lien constricteur passe au-dessous du cartilage thyroïde, ce qui, du reste, est assez rare.

Si la pendaison est un mode de suicide très-fréquent chez les hommes, il est, au contraire, très-rare chez la femme ; aussi n'ai-je eu que rarement l'occasion d'examiner le cadavre d'une femme pendue. Mais, en raisonnant par analogie, je ne doute pas qu'on ne trouve sur les ovaires la même série d'altérations que je signale dans les organes génitaux de l'homme.

Mêmes réflexions relativement à la métastase des oreillons. Ce fait est tellement connu, qu'il serait inutile d'y insister s'il n'y avait pas là une question de doctrine.

Y a-t-il bien métastase, c'est-à-dire déplacement ? Je ne le pense pas. Voici ce que nous observons : un enfant a une parotidite. Quelquefois, mais non toujours, un des testicules, sinon tous deux, s'engorge et devient douloureux. Cet engorgement marche parallèlement avec celui des glandes salivaires. Y a-t-il là une véritable métastase? Y a-t-il, au contraire, un fait analogue à ce que nous observons chez les pendus? C'est à cette dernière hypothèse que je m'arrête.

La glande parotide est indépendante de l'organe testiculaire ; la preuve, c'est que la métastase n'est pas constante. Les affections des glandes linguales ne réagissent pas constamment sur les glandes spermatiques. L'engorgement salivaire des tubes excréteurs par le fait de l'obstruction du canal de Sténon par un calcul, ou par toute autre cause, ne détermine aucun phénomène sympathique dans les organes génito-urinaires ; ce n'est donc pas la glande salivaire elle-même qui provoque l'inflammation, l'orchite spéciale. Qu'y a-t-il donc?

La parotidite est une inflammation de nature spéciale,

humatismale si l'on veut. Cette inflammation s'étend aux parties circonvoisines, superficielles et profondes. Or, il est probable que ce n'est que lorsqu'elle a envahi le tissu cellulaire qui avoisine l'épiglotte que l'orchite caractéristique apparaît.

Cette affection étant d'une nature très-bénigne, les autopsies ne peuvent arriver à démontrer le fait. D'autre part, l'inflammation de toutes les parties avoisinant 'articulation temporo-maxillaire empêche d'ouvrir la bouche et, par suite, s'oppose à l'examen laryngé, soit ·vec le doigt, soit avec le laryngoscope. Nous sommes donc réduits à chercher à établir la vérité par le raisonnement et l'analogie.

Or, les faits très-nombreux que je viens de citer relativement à la corrélation qui existe entre les organes génitaux et le larynx, n'autorisent-ils pas à affirmer l'exactitude de ma manière de voir? Quelle que soit l'explication que l'on adopte, cela importe peu à notre thèse. Le fait pathologique est incontestable et doit prouver une fois de plus la sympathie étrange qui relie ces deux ordres d'organes si éloignés et en apparence si distincts.

On a donné à cette singulière sympathie des explications nombreuses; je ne viendrai pas ajouter une hypothèse de plus, je constate le fait purement et simplement. Donc pour moi, la crise hystérique ou convulsion ne constitue pas l'hystérie.

Je dirai plus, la crise hystériforme peut exister sans l'affection même.

Je m'explique : une femme et même un homme, sous l'influence d'une vive contrariété, d'un violent chagrin, d'une secousse morale excessive, peut tomber dans des convulsions hystériformes. Il y a là une perturbation passagère du système nerveux qui n'est même pas spéciale à la femme. Dans certains cas l'homme peut avoir des convulsions analogues.

J'ai connu un homme qui avait de véritables spasmes hystériformes lorsqu'on lui faisait respirer certaines odeurs.

Les accidents ne laissent derrière eux aucune espèce de trace. Il se passe là ce que l'on observe dans certains cas d'asthmes. Ainsi notre regretté maître, le professeur Trousseau, nous a raconté avoir été pris un jour d'une attaque d'asthme effroyable pour avoir respiré dans une atmosphère de poussière d'avoine (1).

L'enfant lui-même peut très-bien être pris, sous l'influence d'une peur vive, d'un trouble passager qui détermine des spasmes, des convulsions, des suffocations hystériformes. Il y a là un fait analogue à ce qui se passe chez le chat qui rencontre de la valériane. La crise éclate avec plus ou moins de violence. Une fois passée, elle ne laisse d'autres traces de son passage que la fatigue et la courbature. Peu de temps après, toutes les fonctions reprennent leur jeu, la vitalité n'est nullement modifiée.

L'hystérie, au contraire, est une affection de nature essentiellement chronique et progressive, mais pouvant très-heureusement être modifiée par le traitement.

Son signe pathognomonique constant consiste dans l'insensibilité de l'action réflexe de l'épiglotte.

(1) Voyez A. Troūsseau, *Clinique médicale de l'Hôtel-Dieu*, 3ᵉ édition. Paris, 1868, t. II, p. 447.

Comment découvre-t-on cette singulière insensibilité de l'épiglotte? La constatation en est des plus faciles. A un degré très-léger, dès le début de la maladie, en l'absence de tout autre phénomène, en avançant le doigt sur la base de la langue, on pourra apprécier que l'épiglotte qui est relevée est absolument insensible. Vous pouvez la chatouiller avec une barbe de plume, un morceau de papier, une éponge, vous introduirez même votre doigt sur l'orifice supérieur du larynx au point d'intercepter l'accès de l'air et de déterminer une asphyxie légère, il n'y aura pas d'effort de vomissement. Tout à fait au début de la maladie, la malade a bien, il est vrai, la sensation du toucher, du chaud et du froid, mais il y a toujours abolition à peu près complète de l'action réflexe.

Il est bien entendu que cette expérience doit être faite avec une extrême précaution : si l'on enfonçait le doigt brusquement, l'appréhension forcerait la femme à retirer la tête avec violence.

Mais si au lieu de cela on introduit avec précaution le doigt sur la langue jusqu'à sa base en glissant doucement, on arrive rapidement au contact de l'épiglotte que l'on peut chatouiller, toucher et même gratter avec l'ongle sans déterminer le moindre mouvement de régurgitation.

Si au lieu du doigt on se sert d'une sonde de Belloc, le résultat est le même, mais à la condition de ne pas pousser l'instrument par un mouvement brusque qui pourrait déterminer une contusion.

Or, toute femme ayant une congestion d'un ou des deux ovaires et présentant cette anesthésie de l'épiglotte, est hystérique. Abandonnée à elle-même, la maladie prendra invariablement la marche ascendante, et il suffira souvent d'un accident léger, d'une émotion insignifiante, pour déterminer le singulier cortége de phénomènes qui constitue ce qu'aujourd'hui encore on connaît sous le nom d'*hystérie*.

A l'Asile impérial du Vésinet, mes internes et moi, nous avons renouvelé plusieurs centaines de fois cette expérience, et le résultat a toujours été le même. Souvent ce seul signe nous a permis de diagnostiquer avec certitude l'affection hystérique, et quelques jours après, une attaque complète, et souvent même des accidents plus graves, nous montraient la précision de notre pronostic en l'absence de tout autre symptôme.

Je mets ici quelques-unes des observations sommaires qui ont été prises au hasard. Elles n'ont d'autre but que de démontrer, en dehors de tout autre signe, le premier début de la maladie hystérique.

Je pourrais multiplier les exemples à l'infini. Il ne se passe pas de jour que je n'en découvre quelques cas. Leur répétition ne pourrait être que fastidieuse et surcharger outre mesure le présent travail ; mais tous les médecins étrangers qui m'ont fait l'honneur de suivre ma visite, ainsi que mes internes, peuvent affirmer la vérité de mes assertions et la multiplicité des exemples qu'il serait possible de reproduire.

OBSERVATION

HYSTÉRIE CONFIRMÉE, DÉTERMINÉE PAR UNE CAUSE TRAUMATIQUE (1).

Arm... (Florentine), âgée de 17 ans, née à Paris, de parents bien portants, a deux frères qui n'ont jamais été atteints de névrose. Elle a été réglée pour la première fois à l'âge de 10 ans, et pendant quatre années, les règles sont venues régulièrement en abondance durant cinq jours et n'étaient point accompagnées de douleurs.

Il y a trois ans, le 9 juillet 1866, elle fut renversée par une voiture. Aussitôt dans sa chute, elle perdit connaissance et ne revint à elle qu'au bout de trois heures. Le lendemain de cet accident, se déclara une crise nerveuse accompagnée d'hémorragies de la bouche, du nez et des oreilles, dont la durée fut de quatre heures. Les époques qui avaient paru le matin même avant la chute, furent supprimées immédiatement, mais des douleurs abdominales qui existaient déjà avant l'attaque de nerfs, devinrent beaucoup plus vives.

Le 11, nouvelle crise nerveuse.

A dater du 13, les crises sont devenues plus fréquentes et leur nombre s'est élevé jusqu'à trois par jour pendant dix-huit mois consécutifs.

Le médecin de la famille aurait, dit la malade, constaté l'insensibilité de tout le tégument externe ainsi que l'anesthésie des divers sens. Quant à la menstruation que nous avons vu être supprimée en juillet 1866, elle ne se rétablira désormais qu'à la date des premiers jours du mois de mai 1867.

Cette fréquence de trois attaques par jour revenant presque périodiquement cesse en janvier 1868, et pendant cinq mois à dater de cette époque leur nombre n'est que de deux par jour. Dans la dernière de cette longue série de crises, la nommée Arm... tombe complétement paralysée de pres-

______

(1) Recueillie par M. Ed. Fortin (d'Evreux), interne de service.

que tout le corps ; la parole, la déglutition sont impossibles ; le regard est fixe, l'ouïe abolie, les mains sont contournées. Cette crise aurait été très-longue et la perte de connaissance qui l'aurait marquée a duré du dimanche au mardi. A ce moment les douleurs abdominales que nous avons vu plus haut avoir été si fortes avaient diminué d'intensité.

C'est à la suite de cette attaque qui a produit la paralysie que nous observons une première fois la nommée Arm. (7 janvier).

Depuis trois jours seulement elle parle, mais la sensibilité est complétement abolie dans toute la bouche et sur toute la surface de l'épiglotte ; on peut, en effet, piquer, pincer, traverser même la langue avec une aiguille sans déterminer la moindre réaction. La malade ne peut sortir la langue de la cavité buccale ; la température des aliments n'est pas perçue ; les yeux ne peuvent distinguer les objets et les paupières sont agitées du clignotement hystérique. Que l'on pince, que l'on pique la peau des membres supérieurs et inférieurs, que des aiguilles pénètrent dans le tissu musculaire, que l'on chatouille la plante des pieds, aucune impression n'est ressentie par la malade, aucune réaction ne se produit. L'examen par le courant galvanique n'a pas été fait. Le sens de l'olfaction est également aboli.

Tout d'abord on tenta le traitement par l'opium qui ne put être toléré et produisit des vomissements continuels et même du délire pendant la nuit.

Ce fut alors que, au bout de douze jours à dater de l'époque de l'admission à l'asile, on eut recours à l'électrisation de la cavité buccale et de l'arrière-gorge. Chaque matin, jusqu'au 29 janvier la faradisation fut appliquée : un des électrodes étant tenu par la malade, l'autre se terminait par une sonde de Belloc que l'on promenait sur la base de la langue et sur l'épiglotte. Au bout de six séances consécutives, la langue recouvra sa sensibilité ainsi que toute l'arrière-gorge ; la température des aliments était devenue appréciable, quoiqu'il y eût encore un peu d'anesthésie. Pour les membres supérieurs et inférieurs on employa l'électro-puncture.

Ce traitement fut suivi jusqu'au 29 janvier, date de la sortie de la nommée Arm... A cette époque la marche était encore très-défectueuse et ne pouvait se faire qu'au moyen de béquilles : ainsi le pied droit ne s'appuyait sur le sol que par l'extrémité des orteils. La sensibilité de la face plantaire commençait à revenir.

Pendant ce séjour à l'infirmerie (7 janvier-29 janvier) la nommée Arm... n'a eu qu'une crise le 26 janvier et qui fut la plus courte de celles que nous aurons à mentionner dans cette observation. Elle n'eut en effet qu'une heure de durée, et après elle on ne remarqua point le retour de cette paralysie complète dont j'ai parlé plus haut.

Cette malade a quitté l'établissement à la fin de janvier pour revenir dans le courant de l'été ; voici ce qu'elle nous raconte.

Le 5 mars, crise très-forte qui a duré trois heures.

Le 28 avril, elle glisse sur le trottoir et se blesse au-dessous du sein gauche. Cet accident n'a déterminé qu'une ecchymose et une perte de connaissance qui a cédé à l'application de quelques sinapismes. Il n'y a pas eu de crise nerveuse.

Le 7 mai suivant, elle est envoyée de nouveau à l'asile impérial du Vésinet en convalescence de ses contusions, et nous constatons les faits suivants :

1° Douleurs très-fortes dans tout le ventre.

2° Le clignotement des paupières existe encore, mais la nuit seulement, selon le dire de la malade.

3° La sensibilité existe dans les membres tant supérieurs qu'inférieurs, mais elle est légèrement émoussée dans le bras et la jambe droite.

4° La vision est nette.

5° L'odorat est encore imparfait ; quelques odeurs (acide sulfureux, éther, chloroforme) ne sont pas perçues avec netteté.

6° L'épiglotte et la langue n'ont pas recouvré leur sensibilité normale ; pas de réaction quand on gratte l'épiglotte et qu'on la relève avec le doigt.

7° La marche se fait sans béquilles, il est vrai, mais elle est encore très-défectueuse. La malade cherche un appui pour le côté gauche qu'elle nous dit moins sentir que l'opposé. Ainsi, ou elle suit les murs de l'asile, ou elle doit recourir au bras de quelqu'une de ses compagnes pour se promener dans le parc.

8° La salive est assez abondante dans la bouche. Mademoiselle A... ne sait apprécier ni la saveur du sel ni celle de quelques autres condiments.

Le 16 mai, pendant le séjour à l'asile, les règles reviennent pour la troisième fois depuis l'accident du 9 juillet 1866, et assez abondantes. A cette apparition des menstrues correspond une diminution dans les douleurs abdominales. — Amélioration très-prononcée dans les fonctions locomotrices. — Progrès notable dans la sensibilité de la peau et des muqueuses. »

Nous ne croyons pas qu'il soit possible de méconnaître la filiation de tous ces phénomènes. — Le traumatisme a déterminé d'emblée les attaques d'hystérie. — La paralysie est venue ensuite. Les attaques ont eu une fréquence et une intensité sans exemple, mais la cause accidentelle qui a produit l'affection, a laissé des désordres qui n'ont, malgré leur gravité apparente, persisté que pendant plusieurs années pour se dissiper complétement dans la suite, lorsque la déplétion congestive des ovaires a été opérée.

Cette observation démontre de la manière la plus irréfragable la netteté des idées que je soutiens. Elle offre ceci de très-curieux : 1° que la cause productrice est facile à déterminer ; 2° que la série des phénomènes constituant la maladie hystérique complète, se sont succédé avec une extrême rapidité; 3° que tous ces phénomènes ont acquis dès le début une gravité et une intensité exceptionnelles.

OBSERVATION II

PARALYSIE RÉFLEXE DÉTERMINÉE PAR UN PHLEGMON DU LIGAMENT LARGE DU COTÉ GAUCHE (1).

C... (Marie), 22 ans, brune très-sanguine, née de parents actuellement souffrants, a été réglée à 16 ans. Les règles, qui venaient en retard, ont été accompagnées chaque fois de vives douleurs. Elle habite Paris depuis deux ans en qualité de domestique, n'a jamais eu d'enfants.

Le 21 avril 1869, elle entre à l'hôpital de la Charité pour de vives douleurs dans le bas-ventre, lesquelles coïncident avec un retard dans la menstruation.

Le 17 mai, elle est dirigée sur l'Asile Impérial du Vésinet. Le ventre est encore douloureux, la marche difficile. Pour ces causes son admission à l'infirmerie est prononcée.

Il y a trois semaines, nous dit-elle, que les règles sont apparues avec de fortes coliques et le traitement prescrit à la Charité aurait consisté en bains et cataplasmes.

Le 20 mai nous constatons les faits suivants :

1° Ventre légèrement tendu, très-douloureux dans la totalité; la douleur cependant est plus vive dans le flanc gauche que dans le droit. Si l'on palpe la fosse iliaque gauche, on détermine des douleurs et on a la sensation d'un petit ganglion roulant sous le doigt, douloureux au toucher et dont la compression légère détermine des spasmes hystériques.

2° Le toucher vaginal permet de constater une hyperesthésie inflammatoire de toute la muqueuse du vagin, laquelle

(1) Recueillie par M. Ed. Fortin.

est le siége d'un écoulement muqueux purulent considérable. L'utérus est très-relevé et la partie gauche du cul-de-sac vaginal est douloureuse et chaude.

3° Des attaques de nerfs sans perte de connaissance, mais avec mouvements convulsifs, ont apparu à plusieurs reprises, il y a quelques mois. Du reste, la malade est impressionnable, facile à agacer et au moment de l'examen elle est prise de mouvements convulsifs.

4° *Anesthésie complète de l'épiglotte;* on ne peut en la titillant ou en la relevant avec le doigt déterminer le moindre mouvement réflexe.

5° La langue est humide, mais la partie droite est moins sensible que celle du côté opposé ; la luette et le voile du palais sont absolument insensibles.

6° Les mouvements de motilité de la langue, ceux de déglutition, sont intacts.

7° La sensibilité des membres inférieurs est notablement diminuée, le chatouillement de la plante des pieds est presque insensible.

8° Il paraît y avoir chez cette malade des intervalles d'excitation extrême et d'un état semi-comateux.

9° Légère dilatation des pupilles et clignotement hystérique des yeux.

OBSERVATION III.

HYSTÉRIE CONFIRMÉE CONSÉCUTIVE A UNE MÉTRO-OVARITE TRAUMATIQUE.

J... (Henriette), 20 ans, née à Cérilhy (Allier), fille, domestique, venant de la Pitié, convalescente de métrite, admise à l'Asile, le 21 avril 1869.

La nommée J..., bien constituée, nous déclare avoir toujours été domestique. Depuis quatre ans seulement elle est

(1) Recueillie par M. Ed. Fortin.

à Paris, elle ne peut donner des renseignements sur ses parents, qu'elle n'a pas connus.

Réglée à 12 ans, elle a vu ses époques venir régulièrement ; sa santé a toujours été bonne ; pas de fièvres éruptives.

Il y a deux ans, elle fut renversée dans la rue et une roue de voiture passa sur la partie antérieure du thorax, au niveau de la région épigastrique. Admise dans l'un des hôpitaux de Paris à la suite de cet accident, elle y demeura huit mois. A cette époque la menstruation fut suspendue chez la nommée J..., sans qu'elle ressentît toutefois des douleurs dans le ventre.

Cinq mois après l'accident que nous venons de mentionner, reparurent les époques menstruelles régulières pendant huit jours et s'accompagnant de douleurs vives soit dans les reins, soit dans le ventre.

Au commencement du mois de mars dernier, la nommée J... contracte une pneumonie du côté gauche, pour laquelle elle est admise à l'hôpital de la Pitié. Pendant son séjour dans cet établissement hospitalier, elle apprend une nouvelle dont l'effet fut une vive émotion et qui eut pour résultat de produire un retard de quinze jours dans la menstruation ; ce symptôme fut amendé par une application de quinze sangsues sur la paroi abdominale.

Le 21 avril suivant cette malade est dirigée sur l'Asile Impérial du Vésinet. La pancarte de l'hôpital indique comme diagnostic : Métrite.

Le premier jour que nous l'examinons, au moment de l'admission, c'est-à-dire le 22, nous constatons une abolition complète de la sensibilité de la gorge et de l'épiglotte.

Cette fille, bien constituée d'ailleurs, éprouve des douleurs vives dans le ventre ; sur le trajet du ligament large gauche, douleur qui s'irradie dans tout le côté gauche — absence de sensibilité réflexe dans la gorge, à la base de la langue et à l'épiglotte ; sensibilité obtuse dans les membres et à la plante du pied.

Le 4 mai, un nouvel examen donne les mêmes résultats.

Il n'y a pas encore eu de crise nerveuse le matin ; mais le soir une attaque se déclare, qui est assez forte et dure depuis 8 heures jusqu'à 11 heures.

Le lendemain 5, nouvelle attaque ; la malade est dirigée sur l'infirmerie. Le ventre est très-douloureux, principalement dans la région iliaque gauche ; le palper abdominal, quelque léger qu'il soit, est intolérable ; mais l'action réflexe de l'épiglotte est toujours nulle et la sensibilité générale assez obtuse.

Ces attaques causent beaucoup d'ennui à cette femme, intelligente et de sang-froid du reste, mais qui nous a avoué avoir de grands chagrins.

Traitement : repos au lit, cataplasmes, nourriture légère.

Le 7, attaque légère : on ordonne 2 pilules d'extrait thébaïque, qui sont difficilement tolérées et déterminent des vomissements.

Le 11, les douleurs abdominales persistent : on prescrit l'application de deux sangsues sur le col de l'utérus.

Le 13, le ventre paraît complétement dégagé, et la malade demande à manger. L'action réflexe de l'épiglotte est complétement revenue ; les règles ont paru en abondance le même jour.

Le 15, la malade sur sa demande quitte l'asile. La veille de son départ, dans l'après-midi, vers 4 heures, l'interne de garde avait pu constater chez la nommée J... une sorte d'excitation caractérisée par les rires et les pleurs que l'on observe si souvent chez les hystériques ; mais il n'y eut pas de nouvelle attaque.

Cette observation est une des plus remarquables qui aient été recueillies dans le service.

Chez cette femme en effet on ne pouvait constater aucun antécédent hystérique, aucun trouble antérieur dans la fonction des ovaires ni dans la menstruation.

L'invasion de la maladie a été provoquée par le traumatisme.

Lorsque nous avons examiné cette malade au Vésinet, nous avons prédit avec certitude que dans quelques jours elle aurait très-certainement une attaque
convulsive.

Le pronostic s'est trouvé confirmé de la manière la
plus palpable.

Le traitement mérite aussi de fixer l'attention. —
L'application des sangsues au col de l'utérus avait ra-
mené dès le lendemain la sensibilité réflexe du pharynx,
et la guérison s'en est suivie.

Nombre de témoins, et en particulier le docteur
Ch. Girard, ont été à même de voir et de juger tous
ces faits.

OBSERVATION IV.

HYSTÉRIE CONFIRMÉE CONSÉCUTIVE A UNE MÉTRO-OVARITE SYPHILITIQUE CHEZ UNE
JEUNE FEMME DE 17 ANS (1),

D... (Louise), âgée de 17 ans, couturière, a été réglée à
14 ans; jusqu'à ce jour la menstruation a toujours été irrégulière.

Le 12 janvier 1869, elle accouche d'un fœtus âgé de six
mois et demi ; le travail avait duré quatre jours. Le retour
des couches est survenu le 2 mai suivant seulement.

Pendant le cours de sa grossesse, cette jeune femme a eu
deux ou trois attaques de nerfs.

Le 7 avril elle entre à l'hôpital pour une ulcération du col
qui paraît avoir été de nature syphilitique, et elle y reste
jusqu'au 14 mai.

Le nombre total des accès survenus chez la nommée D...
s'élève à cinq ou six, dont le dernier survint la veille du
retour des couches et dura depuis 8 heures du matin jusqu'à
3 heures après midi.

(1) Recueillie par M. Ed. Fortin.

Le 15 mai elle est dirigée sur l'asile impérial du Vésinet, convalescente d'un phlegmon dans la fosse iliaque du côté gauche.

La nommée D... est petite et d'un tempérament légèrement strumeux, la sensibilité réflexe de l'épiglotte n'est pas absolument incomplète; les mouvements de régurgitation ont lieu quand on la titille pendant quelques secondes; mais cette sensibilité est notablement émoussée.

Avec l'appareil de Breton, l'un des électrodes se terminant par une sonde de Belloc que l'on applique sur l'épiglotte, on obtient le même résultat : la paralysie de celle-ci n'est pas absolue, et la réaction est d'autant plus prononcée qu'on s'éloigne du bout de la langue pour s'approcher de l'épiglotte.

OBSERVATION V.

ANESTHÉSIE DU PHARYNX, CHEZ UNE FEMME DE 22 ANS, SURVENUE APRÈS UNE FAUSSE COUCHE, A LA SUITE D'UN PHLEGMON DU LIGAMENT LARGE DU CÔTÉ GAUCHE (1).

L..., âgée de 26 ans, cuisinière, est arrivée à Paris à 22 ans; sa mère est morte à la suite de couches, son père est bien portant. Elle a été réglée à 14 ans; elle a eu un enfant il y a un an, et a fait à l'hôpital une fausse couche le 23 mars dernier; depuis cette époque elle a toujours souffert. Les douleurs, qui siègent dans le bas-ventre, s'irradient principalement dans la fosse iliaque du côté gauche. Elle est entrée le 7 mai 1869 à l'Asile du Vésinet.

En l'examinant, nous trouvons le ventre tendu et douloureux, un point induré et plus douloureux encore dans la fosse iliaque gauche; nous constatons en outre qu'il y a insensibilité absolue de l'épiglotte et du voile du palais, insensibilité relative de la langue; les mouvements de motilité et de déglutition sont normaux; la sensibilité

(1) Recueillie par M. Prosper Lacroix, interne de service.

tactile des membres supérieurs est parfaitement conservée.

Chez cette malade qui est très-calme et intelligente, il n'y a aucune espèce de manifestation hystérique extérieure ; nous constatons seulement, comme je l'ai dit plus haut, l'insensibilité absolue de l'épiglotte, de la luette et du voile du palais.

OBSERVATION VI.

HYSTÉRIE CONFIRMÉE CHEZ UNE JEUNE FILLE DE 17 ANS QUI A TOUJOURS ÉTÉ MAL RÉGLÉE (1).

X..., âgée de 17 ans, est née à Bruxelles, de darents bien portants. Les règles ont paru à 14 ans, elles ont toujours été irrégulières, retardant de quelques jours et précédées de coliques ordinairement violentes.

Elle est entrée convalescente à l'asile du Vésinet le 7 mai, avec le diagnostic Anémie : elle habitait chez sa tante.

Elle nous raconte qu'elle a été prise de douleurs dans les membres, de faiblesse générale, qu'il lui était impossible de travailler.

Il y a un mois et demi à la suite d'une contrariété, elle a eu une première attaque d'hystérie. Au moment où nous l'examinons, il existe une anesthésie complète de l'épiglotte, incomplète, mais encore très-considérable, de la muqueuse buccale. Les mouvements de la langue et de la déglutition sont normaux. Il existe un commencement de paralysie dans les quatre membres : la malade est maladroite de ses mains et en souffre à des intervalles irréguliers ; depuis ses attaques d'hystérie elle ne peut presque plus travailler.

La sensibilité cutanée est considérablement émoussée aux deux bras ainsi qu'aux mains ; elle sent la piqûre d'une épingle, mais n'éprouve pas de douleur ; la muqueuse nasale est anesthésiée en partie.

Elle a eu sa dernière attaque il y a quinze jours.

(1) Recueillie par M. P. Lacroix.

Anesthésie presque générale des deux jambes : la plante des pieds est insensible au chatouillement ; elle sent légèrement la piqûre de l'épingle à l'extrémité des orteils. Les deux lèvres de la vulve ont conservé leur sensibilité normale ; la sensibilité du tronc est émoussée ; le sens de l'odorat est intact.

OBSERVATION VII.

HYSTÉRIE CONFIRMÉE CHEZ UNE FEMME DE 25 ANS, INSENSIBILITÉ DE L'ÉPIGLOTTE (1).

S... (Antoinette), âgée de 25 ans, passementière, est arrivée à Paris il y a deux ans. Ses parents sont bien portants. Elle est entrée en apprentissage à 8 ans ; elle était assise de 6 heures du matin à 8 heures du soir.

Elle est entrée, le 30 avril 1869, à l'hôpital Lariboisière pour une métrite accompagnée de douleurs dans les reins et dans le ventre ; elles étaient plus violentes du côté droit. Depuis cette époque elle a été bien réglée, mais elle a eu des fleurs blanches.

Elle est entrée à l'Asile le 14 mai, elle a été examinée le 21. C'est une femme très-pâle et anémiée. L'intelligence est parfaite : pas de clignotement des paupières ; dilatation assez considérable des deux pupilles ; paupières cerclées de noir. Les mouvements de motilité de la langue sont normaux. Tout le pharynx est complétement insensible ; on peut chatouiller l'épiglotte, le voile du palais, etc., sans déterminer de mouvement réflexe. Les gencives sont blanches et décolorées, ainsi que la muqueuse des lèvres et des joues. Les muqueuses des deux joues sont sensibles à la piqûre d'une épingle, cependant la sensibilité est émoussée.

Lorsqu'on touche la luette avec la pointe d'une épingle, la malade le sent, mais il n'y a pas de mouvement réflexe.

Le ventre, et surtout le bas-ventre, est très-douloureux au

(1) Recueillie par M. P. Lacroix.

toucher, principalement au point correspondant à la fosse iliaque droite. Le globe de l'utérus dépasse de deux travers de doigt la symphyse du pubis. L'examen général est douloureux au toucher. Le col est granuleux, déchiqueté, entr'ouvert en partie. Il existe un écoulement sanguinolent et purulent. La malade paraît avoir un polype prenant son point de départ sur la partie droite, latérale et supérieure de l'utérus.

Elle a eu deux enfants, le premier il y a cinq ans, et le second il y a dix-huit mois.

Elle a eu sa première attaque d'hystérie en arrivant à Paris, et depuis cette époque les attaques ont été régulières et fréquentes.

La sensibilité de la plante des pieds paraît émoussée.

Par l'électricité, elle a la sensation du courant électrique. L'électrisation de l'épiglotte avec la sonde de Belloc ne produit pas le moindre mouvement réflexe. La perception du courant électrique est beaucoup moindre du côté droit que du côté gauche.

La différence de modalité dans la sensation de l'épiglotte est du reste variable; le cas le plus fréquent est le suivant.

Tout à fait au début de l'invasion, lorsque la manifestation est absolument latente, qu'on ne peut la soupçonner qu'en raison de l'altération connue dans les fonctions des ovaires, on peut introduire le doigt à la base de la langue sur l'extrémité libre de l'épiglotte, l'insensibilité réflexe est complète. La malade sait qu'on touche son épiglotte, mais sans l'impressionner péniblement; au bout de quelques secondes, de légers mouvements réflexes de régurgitation apparaissent.

On peut renouveler cette expérience nombre de fois,

on obtient toujours le même résultat. A ce degré la maladie est latente, elle est en incubation et peut se prolonger assez longtemps sans modifications appréciables.

Si la maladie est abandonnée à la marche de la nature, au bout d'un certain temps la sensibilité réflexe de l'épiglotte est encore émoussée davantage.

Alors on peut tenir le doigt appliqué à la base de la langue sans provoquer le hoquet convulsif. A cette phase, cependant, la malade perçoit encore les différentes variétés de température et l'acidité des substances qu'on lui met dans la bouche. Si on applique l'électricité, le résultat est identique. Nous avons fait toutes nos expériences avec la machine de Breton, un électrode terminé par une sonde de Belloc, l'autre extrémité par une éponge mouillée en se servant du maximum d'intensité. La sonde de Belloc est posée sur l'épiglotte qu'elle redresse sur la base de la langue, l'éponge sur le creux de l'estomac.

Pendant quelques secondes la malade supporte le courant électrique, puis le mouvement réflexe du hoquet apparaît. — Au bout de quelques jours la sensibilité est provisoirement rétablie, mais la guérison n'est pas obtenue si les fonctions menstruelles ne sont pas revenues à leur état normal.

Si au moment précis où nous sommes, nous examinons la malade avec attention, voici ce que nous trouvons : une jeune fille ou une femme est mal réglée.

Neuf fois sur dix le médecin n'est appelé que parce qu'il y a des coliques ou des douleurs vives à l'époque des règles, le plus souvent un retard de quelques jours, quelquefois une avance; plus rarement la menstruation se fait à époque fixe, mais toujours avec difficulté et douleur.

Il n'y a pas.lieu de prévoir ou de prédire l'invasion d'une affection particulière que je désignerais volontiers sous le nom de *cachexie hystérique;* la famille en regarderait la révélation comme une insulte; et le médecin ne s'adresse, le plus souvent, qu'aux symptômes qu'il est appelé à combattre : menstruation difficile, douleurs dans le ventre, palpitations; en conséquence, il administre le plus souvent un traitement tonique et corroborant, et il se retire.

Mais, si à cette époque nous examinons la malade plus attentivement, la scène change; je vais en tracer le tableau avec exactitude, d'après les observations très-nombreuses recueillies sous ma direction et qui présentent une identité remarquable.

Comme je le disais, un seul signe a frappé depuis plusieurs semaines ou depuis plusieurs mois la famille : une menstruation difficile. Observons plus minutieusement; nous trouvons d'abord insensibilité complète ou relative de l'épiglotte dans laquelle se trouve aboli le mouvement réflexe. La langue participe à cette insensibilité. Elle a déjà plus vaguement connaissance de la température et des saveurs et perçoit d'une manière encore nette, mais un peu obtuse, les sensations du chaud et du froid. Piqué avec une épingle, cet organe ne réagit plus que paresseusement; la douleur est peu intense.

L'odorat est diminué comme le sens du goût. Les mauvaises odeurs ne sont perçues que par une attention prolongée.

Le sens du toucher lui-même est émoussé dans les membres inférieurs : si vous chatouillez la plante des pieds, la malade dira bien que vous la chatouillez, mais ne retirera pas brusquement ses pieds comme on le fait habituellement dans l'état de santé.

Il y a là pour l'observateur un ensemble de symptômes qui impliquent une véritable perversion nerveuse, une cachexie nerveuse. A côté de cela, les fonctions de la vie organique paraissent, du moins pendant les premiers mois, rester intactes.

L'appétit est bon, les digestions faciles, les battements du cœur réguliers, pas de souffle dans les carotides.

Les fonctions intellectuelles paraissent surexcitées : cette apparence est toute factice et artificielle, elle repose sur ce fait que déjà la tension intellectuelle devient pénible. La malade fixe difficilement son application sur un même objet : elle passe avec une mobilité extrême à plusieurs sujets pour revenir au premier et passer à un autre. Il n'est pas rare de voir la mémoire un peu amoindrie.

Arrivée à cette période, la maladie est latente ; ceux qui entourent la malade ne se doutent pas de la terrible cachexie qui menace l'existence, mais le tableau va changer brusquement.

III

L'hystérie est une affection fréquente, à marche essentiellement chronique et progressive. L'état morbide des ovaires et la diminution de l'action réflexe de l'épiglotte en sont les premiers symptômes. La perversion du système nerveux en est la suite; l'apoplexie et la folie peuvent en être le dernier degré.

Lorsque nous sommes mandés auprès d'une malade hystérique, en général, nous sommes appelés à la suite du premier accès. La maladie a débuté depuis longtemps, insidieuse et à marche lente. Nul ne s'est aperçu que l'organisme est atteint.

Tout à coup, à propos d'une émotion des plus légères, d'une contrariété, le premier accès éclate avec plus ou moins d'intensité. C'est là le premier phénomène appréciable pour l'entourage.

Qu'est-ce que l'accès d'hystérie ? Une attaque convulsive spasmodique qui indique que l'équilibre est rompu entre les différents systèmes de l'individu, manifestation de la désorganisation profonde qui existe déjà depuis longtemps. Rupture complète de l'équilibre entre les différentes fonctions.

Je n'entreprends pas ici de tracer un tableau des accès convulsifs d'hystérie. Beaucoup l'ont fait avec beaucoup plus de talent que je ne saurais le faire. Tout le monde a assisté à une ou à plusieurs de ces affreuses attaques, à cet affreux anéantissement de l'individualité humaine ; à ces manifestations étranges de la ma-

chine détraquée, où le système nerveux se trouve tellement perverti que la volonté la plus puissante est
anéantie.

Trois faits sont surtout saillants dans les attaques.

1° Le sentiment de constriction à la gorge.

Cette sensation bizarre est attribuée à un clou, ou à
une boule, ou à un cercle de fer. Elle est tellement
violente que, malgré les efforts énergiques, il y a toujours un commencement d'asphyxie. La face devient
livide et bouffie, la langue noirâtre, les yeux injectés
de sang, les lèvres violacées.

Nous pensons d'après nos nombreuses observations
et la position des malades, nous pensons que cette
sensation est due à l'état morbide de l'épiglotte qui
se referme convulsivement et empêche l'introduction
de l'air. Si l'occlusion est incomplète, il y a attaque
d'hystérie simple, le spasme cède à un moment donné,
l'attaque est terminée. Si l'occlusion est complète et
tant soit peu prolongée, il y a asphyxie ou apoplexie,
qui peut dans certains cas devenir foudroyante (rupture d'un vaisseau), ou du moins laisser la malade
dans un état comateux pendant plusieurs jours.

Ce phénomène prend quelquefois une telle intensité
que nous connaissons des attaques d'hystérie qui simulent des attaques de laryngite suffocante. Le sentiment de la constriction à la gorge acquiert une telle
violence que les malades se déchirent le cou avec désespoir, arrachent leur col de chemise et leurs vêtements, se soulèvent brusquement pour retomber ensuite sur leur couche. — Quand l'air parvient à s'introduire dans les poumons, on entend un sifflement

laryngé, une espèce de bruit de drapeau comme dans le croup : phénomènes faciles à expliquer, lorsque l'on réfléchit que dans ce cas l'épiglotte se trouve abaissée sur l'orifice supérieur du larynx.

Toutes les fois que j'ai développé à un médecin la thèse que je soutiens, j'ai provoqué un sourire d'incrédulité peu flatteur. — On a presque toujours traité ma théorie de chimère, et on me disait que mes opinions montraient beaucoup d'imagination de ma part, mais étaient contraires à l'observation. — Voici une expérience maintes fois répétée soit en présence de médecins étrangers, soit en présence de mes internes.

Il est souvent facile de provoquer une attaque d'hystérie chez une jeune femme mal menstruée. — Une émotion ou l'application de l'électricité donnent ce résultat.

Or, au commencement de l'attaque, si l'on a soin, avant la perte de connaissance, de faire faire à la malade des inspirations profondes ou de lui maintenir la langue en dehors de la bouche, les phénomènes s'arrêtent presque subitement. — Il n'y a ni accès de suffocation, ni convulsions, ni spasmes, ni abolition du sentiment, la crise avorte en quelque sorte.

Chacun est à même de répéter cette expérience quand bon lui semblera.

2° *Les mouvements convulsifs et spasmodiques de tous les muscles du thorax et du ventre* : mouvements pour ainsi dire désespérés, anhélants, furieux, qui cependant ne parviennent pas à introduire l'air dans les poumons.

Auscultez une hystérique pendant son accès, et vous

ne percevrez pas le moindre murmure respiratoire, quelque violentes que seraient les contractions de la cage thoracique.

Quelle est la raison de ce phénomène étrange en apparence? L'explication en est des plus simples.

Tout le monde sait que, lorsqu'on éprouve un chagrin ou une contrariété, *la gorge se serre* : si le chagrin est violent et prolongé, et que les larmes soient difficiles ou impossibles, le sentiment de constriction persiste et peut devenir douloureux, il y a là un véritable phénomène hystérique dû au resserrement de l'épiglotte.

Ce fait physiologique du resserrement de la gorge peut être constaté toutes les fois que l'homme est sujet à une émotion un peu vive. On l'observe, si l'orateur monte à la tribune pour la première fois, quand l'avocat plaide sa première cause, quand le professeur fait sa première leçon ou conférence, quand l'élève passe un examen. Un avocat des plus distingués m'a affirmé qu'il éprouvait cette sensation toutes les fois qu'il avait à plaider devant une juridiction différente de celle dont il avait l'habitude.

Déplacez ce phénomène et appliquez-le à une hystérique, un sujet chez lequel le mouvement réflexe est, sinon aboli, du moins considérablement affaibli, l'épiglotte qui a été abaissée ne saurait se relever : de là asphyxie, de là ces mouvements convulsifs vraiment effroyables, ces spasmes étranges, ce sentiment de douleur inouïe; de là encore ces sifflements caractéristiques, cette simulation du croup, ces efforts que font les hystériques pour se déchirer la poitrine avec les ongles, cette longue et épouvantable suffocation.

3° *Les mouvements convulsifs des membres.*

Ils sont de nature bien distincte : d'abord les convulsifs involontaires, puis les volontaires ou enfantins. Les premiers sont le résultat de la gêne affreuse de la respiration. — Ce sont ceux du noyé qui se tord sous l'eau, du pendu qui étouffe, de l'asphyxié qui se débat. Tous les muscles du corps participent à l'effort immense que fait l'organisme pour reconquérir l'air qui lui manque, la vie qui lui échappe.

Les seconds, ou mouvements volontaires, que j'appellerais volontiers enfantins, se manifestent dans les circonstances suivantes : une attaque hystérique est le résultat d'une série d'attaques successives. Dans l'intervalle, il y a du calme relatif assez appréciable et qui n'est troublé que par les mouvements enfantins dont je parle : brusques, saccadés, cris stridents, occasionnés par une agitation, un geste, une observation désagréable. — Puis la véritable crise se renouvelle, et à ces mouvements succèdent d'autres spasmes rentrant dans les définitions précédentes.

Telle est l'explication que je propose et que je crois vraie de l'attaque simple d'hystérie, elle donne la raison de cette insensibilité extraordinaire des malades ; insensibilité qui est une cause d'étonnement incessant pour les spectateurs.

Les patients, en effet, se déchirent la poitrine, s'écorchent sans douleur et sans cris.

Les convulsionnaires de Saint-Médard avaient les extrémités percées par des clous, recevaient des coups de bêche dans l'estomac, supportaient des épreuves épouvantables, qui dans toute autre circonstance auraient causé une effroyable torture.

L'asphyxie, en effet, est une des causes les plus puissantes d'anesthésie. On a observé, depuis de longues années, que l'enfant arrivé à la période ultime du croup, supporte la trachéotomie sans pousser un soupir, sans presque en avoir conscience.

Les asphyxiés par l'acide carbonique présentent une insensibilité analogue. La conscience renaît avant la sensibilité spéciale.

Le chloroforme lui-même détermine une asphyxie d'une nature spéciale dont la conséquence est l'anesthésie merveilleuse qui nous rend chaque jour de si prodigieux services.

Ces trois ordres de phénomènes sont constants dans l'attaque d'hystérie. Il en est un quatrième qui est un peu moins fréquent, si même il ne constitue pas une exception, bien qu'on l'observe souvent.

Je veux parler de ces frétillements bizarres des hanches et du bassin, véritables mouvements de copulation qui impliquent un éréthisme vénérien considérable, le spasme génital.

Il est probable que les parties génitales et les ovaires peuvent se trouver comprimés outre mesure, il y a un phénomène analogue, sinon identique, à ce que nous observons chez les pendus, où la constriction du larynx amène, jusque dans la mort, une manifestation analogue, le spasme vénérien (érection et éjaculation simultanées).

- A dater de ce moment, la cachexie hystérique se prononce de plus en plus. Les organes surmenés par

les crises, mal nourris par un sang trop noir, s'altè-
rent. Les fonctions se pervertissent, tous les sens sont
tour à tour modifiés, tantôt surexcités, tantôt abolis.
La vue change et se perd par moments ; l'ouïe acquiert
de temps à autre une acuité extrême, une sensibilité
exquise, d'autres fois est complétement abolie, il y a
surdité. Il n'y a pas de médecin qui n'en connaisse
d'effroyables exemples, maintes fois décrits, bien que,
véritables Protées, ils revêtent toutes les formes.

Je ne parle pas ici de deux phénomènes très-fréquents,
dont l'un constitue une complication sérieuse de la maladie qui nous occupe.

Le premier est le clignotement convulsif des paupières, il ne présente du reste aucune espèce de gravité.

Le second est plus grave. — Nous voulons parler de
ces contractures terribles qui compliquent souvent ces
horribles convulsions. Je ne crois pas utile de parler
longuement de cette complication. Elle est commune à
toutes les convulsions de quelque nature qu'elles soient :
convulsions des enfants ou convulsions épileptiques.
Le siége le plus fréquent est le pied qui prend la forme
de pied bot. La réduction de cette contracture est d'autant plus facile que, dans ce cas, l'insensibilité des
membres inférieurs étant absolue, on peut appliquer
toute force possible pour remettre le membre dans sa
position normale et l'y maintenir.

Le dernier terme est la paralysie hystérique. En
général, à dater du moment où il y a une paralysie hystérique, les attaques deviennent plus rares et disparaissent même. Il y a antagonisme entre ces divers phénomènes.

En quoi consiste la paralysie hystérique?

En quoi diffère-t-elle des autres paralysies ?

Sa physionomie est tellement spéciale que son diagnostic est des plus faciles. Une thèse bien complète et
bien travaillée a été faite par le docteur Lebreton, on
peut la consulter avec fruit.

D'abord la paralysie hystérique n'existe que chez les
femmes très-jeunes. Nous l'avons rarement observée
après l'âge de 30 ans. Ensuite, elle est merveilleuse-
ment localisée. Elle est complète à l'épiglotte, à la langue, au voile du palais, à la luette, aux parois buccales,
aux gencives. Le sens du goût et le sens tactile sont
complétement abolis dans toutes ces parties. On peut
percer la langue de part en part avec nombre d'aiguilles (je l'ai traversée de part en part avec huit aiguilles,) la toucher avec un fer chaud, la couvrir de sel,
de poivre, de gingembre, y mettre un morceau de glace;
il n'y a nulle sensation, nulle douleur. L'abolition de
la sensibilité est complète, absolue; mais la motilité
est parfaite. — La patiente tire la langue, la tient
facilement hors de la bouche. Il n'y a même pas la plus
légère déviation, soit d'un côté, soit de l'autre. L'é-
mission du son, l'articulation des mots sont irrépro-
chables, les mouvements de préhension, de déglutition,
de mastication sont intacts.

Le sens de l'odorat participe à la paralysie du goût;
les pituitaires sont insensibles. Le sens olfactif est
émoussé : l'ammoniaque, l'acide sulfureux, l'acide sul-
fhydrique, les odeurs les plus infectes, ne sont pas
perçus; mais la mobilité des narines est conservée.

Les membres inférieurs sont paralysés en totalité :

les coups les plus violents, les piqûres, les brûlures, ne sont pas sentis, même à la plante des pieds. La mobilité paraît également anéantie. La malade ne peut non-seulement se soutenir sur ses pieds, elle ne peut même pas soulever ses membres inférieurs; lorsque l'on soulève sa jambe en l'air, elle la laisse retomber.

La partie inférieure du tronc est également paralysée, d'où résulte une constipation opiniâtre; l'émission des urines est souvent impossible, le mouvement réflexe est totalement aboli.

Si on applique l'électricité, même avec les éponges mouillées et le courant électrique le plus fort, aucune douleur ne se fait sentir à quelque partie des membres inférieurs que le courant soit établi. — Mais, en général, la motilité musculaire est intacte.

Si, au lieu d'appliquer l'électricité cutanée, on applique l'électro-puncture dans l'épaisseur des muscles, on constate au contraire la conservation parfaite de la sensibilité et de la motilité : la malade crie, pleure et se débat énergiquement; tous les muscles, en apparence paralysés, se contractent avec énergie, sous l'influence d'un très-faible courant.

Une des expériences les plus remarquables qu'on puisse faire, est la suivante.

Si vous avez une malade présentant une paralysie complète, le sens du toucher se trouve aboli. La peau ne sent ni la chaleur, ni la piqûre, ni la contusion. Elle ne perçoit pas davantage l'application de l'électricité. Vous pouvez alors avec des électrodes mouillés donner au visage toute l'apparence du tic douloureux le plus épouvantable, sans que la malade éprouve, en réalité, la moindre sensation de douleur.

OBSERVATION VIII.

PARALYSIES HYSTÉRIQUES (1).

Lec... (Marguerite), 23 ans, née à Paris. Venant de l'hôpital Necker, entrée à l'Asile le 10 mars.

Abandonnée dès son enfance, cette malade ne put nous renseigner sur sa famille. Quant à elle, elle n'a jamais été malade pendant son enfance.

Réglée pour la première fois à l'âge de 17 ans, elle nous dit que les époques menstruelles s'annonçaient toujours par de fortes douleurs, tant dans le ventre que dans les reins, et étaient accompagnées de coliques violentes qui parfois l'obligeaient à garder le lit pendant trois ou quatre jours. L'écoulement menstruel du reste était sanguin et assez abondant.

Sauf quelques arrêts, la menstruation se serait accomplie assez régulièrement.

A une date que nous ne pouvons préciser, et alors que les époques menstruelles venaient d'apparaître, notre malade eut une frayeur dont l'effet immédiat fut une suppression absolue des règles et qui détermina une forte attaque d'hystérie, sans perte de connaissance. D'autres accès suivirent, dont le nombre et la durée ne peuvent être déterminés, quoique nous invitions la malade à recueillir ses souvenirs.

Le 11 mars, c'est-à-dire le lendemain de son admission à l'Asile du Vésinet, et sans cause appréciable, elle est atteinte d'une nouvelle attaque. Peu de jours après elle est dans les salles d'infirmerie, et nous constatons les faits suivants :

1° Développement du bassin ; ventre tendu, douloureux, surtout dans la fosse iliaque droite ;

(1) Recueillies par M. Ed. Fortin.

2° Insensibilité *absolue* de l'épiglotte que le doigt peut titiller sans provoquer de mouvements réflexes;

3° Intégrité de l'œil droit : pour celui du côté opposé la vue est affaiblie.

4° Les odeurs ne sont pas perçues.

5° Que l'on pince ou qu'on traverse dans son épaisseur au moyen d'une épingle la langue, il est manifeste que la moitié droite seule de cet organe perçoit les manœuvres pratiquées sur lui et que l'autre moitié est absolument insensible.

6° La peau des lèvres, du cou, est insensible dans la moitié gauche de la face. Il en est de même pour le tégument externe des membres tant supérieurs qu'inférieurs. En effet, le bras et la jambe du côté gauche ont perdu complétement leur sensibilité ; pour le côté droit, elle n'est qu'obtuse.

7° Sous l'influence du courant maximum de la machine électro-magnétique de Gaiffe, la contractilité musculaire paraît conservée dans les membres supérieurs. Quant aux muscles formant la paroi extérieure de l'abdomen, ils ne se contractent pas, dans les mêmes conditions. (A cette paralysie nous rapportons la tympanite actuellement observée chez notre malade.) Les muscles du tronc, surtout ceux du côté gauche, sont également paralysés. Quant à ceux de la face, ils se contractent également, et, par leur contraction au moyen du courant, on imite le tic douloureux de la face décrit par les auteurs.

Disons en terminant que, quoique le courant faradique fût à son maximum d'intensité, la contraction musculaire, dans les points où elle se produisait, n'était pas douloureuse pour la malade.

Cette malade a été soumise à notre traitement par l'opium. Au bout de six semaines elle put reprendre sa place d'infirmière aux Enfants-Trouvés. La sensibilité et la motilité avaient reparu en totalité. Tout prête à croire que la guérison sera définitive.

Un autre signe caractéristique de la paralysie hystérique est le bon état des membres. Dans toutes les autres paralysies, l'amaigrissement notable, l'atrophie musculaire, sont les conséquences souvent rapides de l'immobilité. Dans toutes les nombreuses paralysies hystériques que j'ai observées, il n'y a rien de semblable, les membres conservent leur forme et leur volume normal.

Les muscles du thorax et du cou sont en général indemnes. Ils paraissent jouir d'une singulière immunité.

La paralysie hystérique n'est pas toujours la conséquence des attaques; elle peut exister sans ces dernières, elle est un phénomène du même genre, elle est la constatation, la manifestation de l'abolition complète du mouvement réflexe, mais sans asphyxie, c'est-à-dire sans abaissement de l'épiglotte.

Les exemples de paralysie hystérique sont extrêmement fréquents, il ne se passe pas de mois que nous n'en observions au moins deux cas, quelquefois trois ou quatre sur les 500 ou 600 convalescentes que nous avons dans nos salles. Elles présentent toutes une remarquable uniformité qu'elles aient été ou non précédées par des attaques.

Je reproduis ici une observation détaillée recueillie dans le service. Je la prends entre toutes parce qu'elle est survenue chez une jeune fille qui paraissait exempte de toute manifestation hystérique et qui est un exemple frappant de la filiation des symptômes que j'attribue à l'hystérie. Il est évident que cette jeune fille avait depuis longtemps le système nerveux très-malade bien qu'aucun signe n'ait pu nous en prévenir à l'avance, parce qu'elle était sous l'influence de la cachexie hystérique *latente*, ensuite, parce que étant revenue dans ce service à plusieurs reprises et ayant pu rester dans mes salles pendant plusieurs mois, son état a été noté jour par jour avec le plus grand soin, et que si notre attention n'avait pas été éveillée depuis longtemps sur la corrélation qui existe entre les fonctions des ovaires et du pharynx, on n'aurait jamais soupçonné l'invasion d'une affection hystérique.

OBSERVATION IX.

DYSMÉNORRHÉE ; INFLAMMATION DE L'OVAIRE GAUCHE. — RETOUR A LA SANTÉ APRÈS DEUX MOIS DE TRAITEMENT. — QUELQUES MOIS APRÈS RÉAPPARITION DES SYMPTOMES. — PARALYSIE HYSTÉRIQUE ET INSENSIBILITÉ. — ELECTRO-PUNCTURE. — AMÉLIORATION PROGRESSIVE.

Mademoiselle M... (Octavie), âgée de 22 ans, lingère, venant du bureau de bienfaisance du 9ᵉ arrondissement, issue d'un père âgé et d'une mère bien constituée et bien portante, a toujours joui d'une bonne santé jusqu'à l'âge de 18 ans.

Réglée à 10 ans ; elle est brune, bien constituée, quoique un peu petite de taille.

De 10 à 15 ans les règles sont venues à époque fixe et sans douleurs, mais à dater de cette époque, un dérangement s'est produit dans les fonctions menstruelles (retards, douleurs) sans autre maladie. L'appétit était régulier, la constipation opiniâtre.

A l'âge de 18 ans apparaissent chez cette jeune fille, pour la première fois, des douleurs dans la fosse iliaque gauche, les règles viennent en petite quantité et sont douloureuses.

Elle est admise au mois de juin 1868 à l'Asile Impérial du Vésinet, où l'on constate une inflammation considérable de l'ovaire gauche, avec laquelle coïncide un retard de deux mois dans la menstruation. La marche est impossible. Tout le ventre est douloureux, même à une] pression légère, avec exacerbation dans la fosse iliaque gauche et irradiations douloureuses dans tout le côté correspondant.

Depuis deux mois environ, la malade avait gardé presque continuellement le lit à cause des douleurs provoquées par la marche.

M..... resta à l'Asile deux mois, pendant lesquels fut institué le traitement suivant : Douches de vapeur sur le bas-ventre, ventouses sur la région lombaire, vésicatoires sur la fosse iliaque gauche. Au bout de ce temps, les règles étaient apparues de nouveau, le retour à la santé était manifeste, et la malade, marchant facilement, regagna Paris.

Quelque temps après son départ de l'Asile, M.... fut atteinte des mêmes désordres dans les fonctions menstruelles: douleurs dans le ventre, marche impossible. Après un nouveau traitement institué à Paris, elle est dirigée sur l'Asile du Vésinet le 3 décembre 1868. A ce moment la marche est encore si difficile que son admission dans les salles de l'infirmerie est ordonnée d'urgence. Nous constatons alors que les symptômes déterminés par l'ovarite et qui existaient au mois de juin précédent, persistent encore ; le même traitement que précédemment est de nouveau institué.

Jamais jusqu'ici cette malade, qui est calme, froide, docile, et désire guérir le plus tôt possible, n'avait donné des signes d'affection nerveuse, ni même d'un tempérament nerveux.

Le jour de Noël, pendant la messe, elle veut se lever pour se mettre à genoux et tombe à terre ; tout en conservant sa connaissance, elle ne peut se relever. Lors de cet accident il n'y a eu ni syncope ni apoplexie, et les fonctions cérébrales sont restées parfaitement nettes.

Le lendemain elle explique cet accident avec lucidité.

Voici ce que nous fait constater l'examen de cette malade.

1° Retard dans les époques menstruelles, gonflement du

ventre, douleurs excessives dans la fosse iliaque gauche faisant pousser des cris sous l'influence du toucher même le plus léger.

2° Sensibilité des jambes absolument abolie ; on peut les pincer, les piquer, les brûler, chatouiller la plante des pieds et frapper violemment les jambes sans provoquer la plus petite réaction douloureuse.

3° Le mouvement est totalement aboli ainsi que la sensibilité. Non-seulement cette malade ne peut pas se tenir sur ses membres inférieurs, mais encore elle est incapable de soulever ses jambes sur son lit ; quelques mouvements d'extension et de flexion des orteils existent seuls.

4° Le sens du goût, du toucher buccal, n'existent plus. La langue, la bouche, les gencives, le voile du palais, l'épiglotte, la luette peuvent être impunément pincés, piqués, tiraillés, brûlés même sans déterminer la moindre sensation. Le sel, le poivre, le vinaigre n'amènent aucune réaction. La notion de température de la glace et de l'eau bouillante est également abolie.

5° Le doigt appliqué sur l'épiglotte et la tiraillant dans tous les sens, ne provoque ni sensation de toucher, ni réaction réflexe.

6° La faradisation, au moyen de l'appareil Breton mis au maximum d'intensité, de la bouche et de l'arrière-bouche, démontre l'insensibilité absolue de la muqueuse. A l'un des électrodes de cet appareil, on dispose une sonde de Belloc qui est appliquée sur l'épiglotte. Or, on peut, avec cet instrument, relever l'épiglotte sur la base de la langue, l'autre électrode étant appliqué soit sur le creux de l'estomac, soit sur les membres inférieurs, sans déterminer le moindre mouvement de régurgitation.

7° La sensibilité des membres thoraciques paraît conservée, cependant il y a un peu d'engourdissement dans le bras gauche (côté de l'ovaire malade).

8° Si l'on applique aux membres inférieurs l'électropuncture, on produit des convulsions considérables en même temps que de la douleur dans les membres inférieurs,

9° Quant à l'odorat, il participe à l'anesthésie des autres sens. L'acide sulfureux, l'ammoniaque placés au-dessous du nez ne provoquent aucune contraction.

Tout d'abord, nous avons tenté chez cette malade le traitement par l'opium dont nous parlerons plus loin, mais sans succès, le médicament, administré même à de faibles doses, détermine des vomissements. En conséquence je me suis borné à appliquer l'électro-puncture tous les jours. Une aiguille était implantée entre la troisième et la quatrième vertèbre lombaire, et plusieurs autres dans les muscles des membres inférieurs, de la jambe gauche surtout qui était la plus insensible au début de la maladie. Par la faradisation ainsi pratiquée chaque matin, il y eut, au bout d'un mois, une réaction parfaite : la malade sent que quelques îlots de la surface cutanée deviennent sensibles dans les membres inférieurs, aux orteils d'abord, au talon ensuite lequel paraissait même hypéresthésié. Vers les premiers jours des mois de février, de mars, les époques menstruelles apparurent en abondance, mais toujours avec quelque difficulté.

A dater de ce moment, on a commencé d'abord par asseoir la malade sur un fauteuil. Au commencement du mois d'avril, nouveau retour des règles et la malade peut marcher à l'aide de deux béquilles, en tombant souvent d'abord et ensuite sans tomber.

Petit à petit, les forces sont revenues, et à la fin d'avril, la malade marchait, sans béquilles il est vrai, mais avec une oscillation considérable.

Le 14 mai, dernier jour d'exploration de la malade, les règles étaient revenues assez facilement, mais il restait encore du gonflement et de la douleur dans la fosse iliaque gauche. La malade pouvait marcher assez facilement. Disons toutefois qu'elle est loin d'être guérie ; l'action réflexe de l'épiglotte est toujours nulle, la perception des saveurs et des odeurs encore obtuse, mais les parois de la bouche commencent à différencier les degrés de température : ainsi elle apprécie et sait dire que son potage la brûle. A dater du jour de la sortie, la santé de cette malade s'est progressivement améliorée. Les règles reviennent régulièrement ; la locomotion et la nutrition sont parfaites. Je n'ose pas cependant la considérer comme radicalement guérie, parce qu'aujourd'hui encore la paralysie du pharynx est complète.

Cette observation est fort intéressante. Elle confirme ce que j'ai professé sur la nature même de l'hystérie, sur l'importance secondaire des accès proprement dits, sur la corrélation intime existant entre l'ovaire gauche, la paralysie de l'épiglotte et l'abolition du sens du goût.

Elle démontre enfin la grande efficacité du traitement qui a limité cette effrayante paralysie à deux mois, quand la durée moyenne est en général de plusieurs années.

Nul doute que si l'application de sangsues au col de l'utérus et la tolérance de l'opium eussent été faciles, la guérison eût été plus rapide et le résultat plus décisif.

IV

En même temps que les modifications physiologiques que je viens de signaler, des modifications analogues se manifestent dans l'ordre psychologique.

En raison de la mobilité excessive des sensations que nous venons de signaler, on pense souvent que l'intelligence des hystériques est considérablement augmentée; c'est une grande erreur.

Si nous portons sur les différentes facultés intellectuelles le même esprit d'observation, nous constatons

des lésions non moins graves, des désordres non moins
sérieux, et quelquefois des perversions étranges.

La volonté d'abord se trouve notablement modifiée.
La malade veut encore, mais elle veut sans intérêt et
sans persistance. Elle veut comme un enfant gâté, avec
fureur pendant quelques instants, mais peu de temps
après elle cède, soit par fatigue, soit par indifférence,
soit par oubli.

La mémoire est presque toujours sensiblement affaiblie. L'effort nécessaire pour se souvenir devient
bientôt trop considérable pour le malade.

Elle est d'autant plus affaiblie que l'attention souvent devient impossible. J'ai connu une jeune fille
parfaitement élevée, sachant plusieurs langues, bonne
musicienne, peintre d'une véritable valeur, qui était
devenue hystérique. Tout effort soit pour se souvenir,
soit pour s'appliquer, lui était devenu impossible. —
Elle abandonna peu à peu l'étude des langues, du piano,
laissa ses pinceaux pendant bien des années, et malgré
l'intégrité de la motilité, elle ne pouvait s'appliquer à
ses études pendant quelques minutes. Comme elle avait
conscience de son infirmité, elle avait pris peu à peu le
monde en horreur. Pendant plusieurs années on a dû
la confiner comme folle dans une maison religieuse
jusqu'au jour où, les règles ayant repris leur cours, les
facultés intellectuelles reparurent peu à peu, mais jamais avec la supériorité qu'elles avaient autrefois.

Des modifications non moins considérables sont con-
statées dans les facultés affectives. Ces perturbations
ont été souvent décrites avec trop de talent pour que
j'insiste sur ce tableau.

Je dirai seulement que les larmes se succèdent avec rapidité et intensité.

L'état de souffrance continuel de la malade a pour résultat la surexcitation des affections sensitives, la tendance à la tendresse, aux épanchements, à l'attendrissement.

Je dois signaler en même temps l'amour exagéré de la lecture et surtout de certaines sortes de livres, romans, vers, etc. La poésie de Lamartine a été dévorée et l'est encore chaque jour par des milliers de jeunes filles hystériques.

Y a-t-il une folie hystérique?

Je crois pouvoir répondre d'une manière affirmative.

Les affections des ovaires, la difficulté de la menstruation, l'irritabilité nerveuse qui en est la conséquence, peuvent être autant de causes de folie.

Je ne crois pas rencontrer de contradicteurs à cette assertion. Ainsi, il n'est pas rare de voir des jeunes filles, sous l'influence de la cachexie hystérique, rire et pleurer sans motif aucun, présenter des inégalités de caractère extraordinaires, bref un désarroi de cet équilibre parfait des facultés intellectuelles, morales et affectives qui constitue la raison parfaite. Mais en dehors de ces faits qui sont très-fréquents, et que tout médecin a été à même de constater dans maintes circonstances, y a-t-il une véritable folie reconnaissant pour cause l'hystérie? A quels caractères cet état peut-il être diagnostiqué?

La folie se présente sous des formes tellement multiples que les différentes causes productrices ne peuvent pas toujours être nettement différenciées entre elles.

Le point qui m'a semblé le plus constant est l'espèce de répulsion que les hystériques atteintes de folie éprouvent pour les personnes qui les entourent et pour lesquelles elles ressentaient dans leur état normal une sympathie et une amitié réelles.

Quelques observations permettront mieux que tous les développements de faire saisir ce caractère saillant auquel je fais allusion. Mais comme ces observations ne peuvent être suivies dans un service hospitalier, je suis obligé de les prendre dans ma clientèle privée.

OBSERVATION X.

CACHEXIE HYSTÉRIQUE CONSÉCUTIVE A UNE MENSTRUATION DIFFICILE. — FOLIE HYSTÉRIQUE A MARCHE PROGRESSIVE. — MODE DE TRAITEMENT. — GUÉRISON.

Mademoiselle X... appartient à une famille bourgeoise fort riche. Son père et sa mère sont bien constitués. Elle a une sœur et un frère tous deux moins âgés qu'elle, tous deux bien portants et bien constitués. Mademoiselle X. a reçu une éducation à la fois très-brillante, mais très-modeste et très-religieuse.

Elle a été réglée à 14 ans, d'abord irrégulièrement, puis d'une manière à peu près normale. Quelques jours de retard seulement à chaque époque menstruelle. Mais toujours l'époque était accompagnée de douleurs violentes dans les reins et dans les aines, et de coliques assez intenses pour nécessiter le repos au lit.

Vers l'âge de 21 ans, mademoiselle X. commence à avoir ses règles à des époques très-irrégulières, en petite quantité, toujours accompagnées de coliques. Elle eut à la même époque à la jambe gauche, sans cause appréciable apparente, une ulcération à forme chronique qui fut plusieurs semaines sans marcher à la cicatrisation.

Ce fut à ce moment que je constatai les premières manifestations hystériques qui dataient certainement déjà de plusieurs années. En pinçant la peau des jambes, que je trouvai épaisse et indurée, il me fut facile de voir que la sensibilité cutanée était notablement émoussée, que la plante des pieds était insensible, que les extrémités inférieures étaient très-affaiblies, et enfin je trouvai que l'épiglotte ne présentait plus trace de sensibilité réflexe. Elle pouvait être impunément chatouillée, grattée avec l'ongle, sans provoquer de besoin de vomir. En même temps je remarquai que le caractère devenait irrégulier, aujourd'hui gaie à l'excès, demain d'une sombre tristesse. Un jour la malade recherchait la société, le lendemain elle fuyait la compagnie même de sa famille et de ses meilleures amies. Le voyage de Paris, qu'elle recherchait avidement autrefois, lui causait une fatigue et une courbature excessives. Cet état persista sans aucun changement pendant une année environ. L'ulcération de la jambe gauche avait guéri, mais la fatigue et l'affaiblissement des membres inférieurs persistaient. Vers cette même époque, la mère, femme intelligente, me fit remarquer un changement presque insensible, mais qui ne laissait pas d'attirer son attention. La malade, qui jusqu'alors avait adoré la lecture, et surtout celle qui avait trait à l'histoire, ne pouvait la continuer plus de deux ou trois heures, la fatigue la forçait à poser son livre et à cesser toute espèce d'effort pour fixer son attention.

Ce fut à cette période de sa maladie que les premiers symptômes de folie se manifestèrent. Mademoiselle X. se persuada qu'une personne qui lui avait serré la main l'avait souillée. Elle passa dans son cabinet de toilette et se lava les mains pendant une heure, et elle prit l'habitude ou plutôt la manie de se frotter la main presque sans interruption.

Le lendemain elle alla presque à chaque instant dans son cabinet de toilette pour se laver. Elle était persuadée que tous les objets qu'elle touchait la souillaient. Elle demandait vingt serviettes blanches pour s'essuyer ; mais comme chacune de ces serviettes avait été touchée par quelqu'un, elles étaient impures; de là nouvelles ablutions, nouvelles frictions. Cet état persista presque sans changement pendant plusieurs mois. L'appétit était peu régulier, l'état général presque satisfaisant. Les règles avaient presque entièrement cessé, la malade était convaincue que tout ce qui la touchait allait la souiller et qu'elle était obligée de se laver sans relâche. Et encore l'eau qui servait à ces ablutions ne la satisfaisait jamais, elle la changeait sans cesse.

Petit à petit cet état s'aggrava à tel point que mademoiselle X., qui jusque-là avait pu soutenir un quart d'heure de conversation sans trop de fatigue, finit par refuser de voir personne.

Elle se persuada que l'haleine de tous ceux qui l'approchaient était impure, que tous les objets qu'elle touchait étaient souillés.

De là, résulta une extrême difficulté pour la faire manger. Les assiettes n'étaient jamais suffisamment nettes, les aliments eux-mêmes étaient malpropres. Le linge le plus blanc ne pouvait la satisfaire. Elle changeait de chemise dix ou douze fois chaque jour. L'haleine de son père, de sa mère, de sa sœur, bien que ceux-ci ne l'embrassassent plus jamais, nécessitait des ablutions infinies.

Il était bien évident que si cet état persistait, la jeune fille finirait par mourir de faim, car on prévoyait le moment où elle se refuserait à prendre des aliments qui pouvaient la salir.

Nous résolûmes alors de tenter d'utiliser les sentiments religieux qui n'avaient jamais cessé de régner dans son cœur.

Les parents se décidèrent à l'envoyer dans une communauté religieuse de Normandie. Lorsqu'elle fut acclimatée, on lui fit occuper son activité dans la visite des pauvres, puis dans des visites à domicile pour quêter dans l'intérêt de la communauté, pour érection d'église, etc.

Ces occupations lui causèrent une grande satisfaction et amenèrent un amendement notable : les règles reparurent faciles et régulières, la sensibilité cutanée revint, l'affaiblis-

sement des jambes disparut, la malade peut faire chaque
jour plusieurs lieues à pied. Enfin les facultés intellectuelles
reprirent toute leur vigueur. Au bout de quatorze mois elle
put rentrer dans sa famille dans un état très-satisfaisant. Quelques saisons passées à Néris, à Plombières et dans quelques
stations thermales, ont consolidé la guérison, qui aujourd'hui
peut être considérée comme définitive.

Aujourd'hui, mademoiselle X. a 32 ans et n'est pas encore
mariée bien que sa guérison date de quatre ans déjà.

Dans cette observation nous voyons la perversion
des facultés intellectuelles marcher d'une manière
presque parallèle avec la perversion des sens et des
fonctions ovariennes. Voilà pourquoi je ne crains pas
d'affirmer que la cause véritable est l'hystérie. Le point
saillant est cette conviction profonde chez la malade
que toutes les personnes de la famille qui l'approchaient la souillaient. De là, une répulsion invincible
pour rester sous le même toit et respirer la même
atmosphère.

Le succès obtenu par le changement de milieu,
par l'activité bien employée des facultés intellectuelles, les succès d'amour-propre donnés par les bons
résultats obtenus, semblent militer en faveur de la
thèse que je soutiens. Et enfin le retour à la santé morale et physique ne me laisse aucun doute relativement à la genèse des accidents que je viens de signaler.

Voici une autre observation dans laquelle la filiation
des phénomènes me paraît tout aussi facile à suivre,
mais dans laquelle les manifestations délirantes ont eu
une tout autre forme.

OBSERVATION XI.

Madame G... a 48 ans; brune, tempérament lymphatique;
a été réglée à 12 ans et toujours très-bien. Il y a douze ans,
les règles devinrent douloureuses et le côté droit du ventre
très-sensible.

M. le docteur Guionis qui fut mandé constata une douleur
très-notable à la pression dans la fosse iliaque droite, un
affaiblissement notable des membres inférieurs et une surexcitation hystérique très-prononcée. A la moindre contrariété
madame G... avait des attaques de nerfs formidables. Il
fallait quelquefois les efforts réunis de quatre personnes pour
la maintenir.

Cet état persiste pendant huit ans, malgré des bains fréquents et l'application d'un traitement tonique et ferrugineux ;
seulement on remarquait que le ventre se déviait d'une manière notable, et qu'une tumeur se développait dans la fosse
iliaque ; que cette tumeur était probablement déterminée
par l'ovaire parce que, à l'époque menstruelle, elle prenait
un développement plus considérable et devenait infini-
ment plus douloureuse au toucher. Dans le cours des dernières années les attaques d'hystérie étaient incomparable-
ment moins fréquentes et moins intenses, mais n'avaient
cependant pas disparu entièrement.

Je vis madame G... pour la première fois comme malade
au mois de novembre 1868. Elle me fit l'historique que je
viens de raconter fidèlement, et ajouta que ce qui l'inquié-
tait était le développement et la déformation de son ventre,
et que depuis quelques mois les règles étaient tellement
douloureuses, qu'elle devait garder le lit.

A l'examen, je constatai que le ventre est très-dur et tendu, que cette dureté est occasionnée par la présence d'une
tumeur sans mobilité, située dans la fosse iliaque droite, tu-

meur probablement solide, douloureuse à la pression, douloureuse pendant la marche et les mouvements, douloureuse
surtout à l'approche des règles.

L'utérus est très-abaissé, le col est sain, mais absolument
adhérent, de telle sorte qu'on ne peut lui communiquer
aucune espèce de mouvement, même très-léger.

L'épiglotte est insensible, les membres inférieurs très-
affaiblis, la sensibilité en est très-émoussée, la mémoire abolie, l'application difficile. La malade, qui pouvait autrefois
lire et écrire pendant des journées, se fatigue dès qu'elle
écrit une lettre ou qu'elle a lu son journal.

Dans le courant de l'année 1869, madame G... eut des
chagrins très-violents, perte d'argent, tracasseries et inquiétudes de toutes sortes : les douleurs du ventre augmentaient,
le caractère devenait inégal, irrégulier, fantasque ; l'impres-
sionnabilité excessive.

J'appliquai à diverses reprises les sangsues au col de
l'utérus, mais malgré des essais multiples, malgré le changement journalier de sangsues, malgré mon extrême habitude
de ce mode de traitement, je ne réussis jamais à tirer par ce
moyen plus de quelques gouttes de sang.

Par une cause qui aujourd'hui est encore pour moi inex-
plicable les sangsues n'ont jamais pu dans ce cas particulier
mordre et aspirer le sang. En désespoir de cause j'appliquai
deux cautères sur la fosse iliaque; les cautères n'arrivèrent
jamais à provoquer la suppuration. Et enfin, je fis prendre
tous les deux jours un bain de deux heures et je prescrivis
tous les jours 2 grammes de bromure de potassium.

Tous ces moyens répétés avec persévérance n'amenèrent
aucune espèce de soulagement.

Vers les mois de juin et de juillet, madame G... commença
à prendre en grippe la bonne très-dévouée qui est à son
service depuis une dizaine d'années. Elle disait et répétait
sans cesse que c'était un espion mis dans sa maison pour
observer sa conduite et en rendre compte. Elle commença à
se livrer sur cette fille à des brutalités qui n'étaient ni dans

ses habitudes ni dans son caractère. Au mois de septembre cette idée prit une fixité telle, qu'elle résolut de quitter sa maison pour se soustraire à cet espionnage incessant dont se rendaient coupables non-seulement sa bonne, mais encore toutes les personnes qui l'entouraient. A ce moment elle était depuis deux semaines très-souffrante, atteinte d'hémorragies considérables. Elle se leva avec sa chemise ensanglantée et courut dans son jardin pour se sauver ; heureusement la porte de la rue était fermée à clef, sans quoi elle se fût enfuie dans la rue avec le costume sus-mentionné. On fut obligé d'employer la force pour la remettre dans son lit, mais craignant le retour de pareils accidents, je la fis transporter dès le lendemain dans une maison de santé.

Elle y resta deux mois ; pendant les premières semaines sa mémoire était totalement abolie. Elle ne reconnaissait personne, mais était toujours poursuivie par l'idée fixe qu'elle était espionnée et voulait toujours se sauver. Lorsqu'elle était enfermée dans sa chambre, elle cherchait à déchirer les murailles avec ses doigts pour se soustraire aux espions qui étaient apostés autour d'elle.

Dans le courant d'octobre, les règles revinrent sans trop de douleurs et fort abondantes. A dater de ce moment l'état délirant alla en diminuant chaque jour, elle commença à reconnaître les personnes qu'elle aimait autrefois. Et après la deuxième période menstruelle, qui eut lieu dès les premiers jours de novembre, dans de bonnes conditions, elle obtint la permission de rentrer chez elle.

Aujourd'hui, bien que les facultés intellectuelles soient affaiblies, la mémoire diminuée, l'application impossible, l'état mental est satisfaisant : il n'y a pas eu de règles depuis deux mois, et la tumeur de l'ovaire est toujours aussi grosse, quoique moins douloureuse à la pression.

Dans cette observation la cause productive de la folie ne paraît pas douteuse. L'état hystérique antérieur, l'affaiblissement des facultés intellectuelles coïn-

cidant avec les désordres de la menstruation, les perceptions délirantes augmentant sous l'influence de la
période cataméniale laborieuse, et enfin la disparition
de ces mêmes perceptions avec la réapparition des règles, voilà autant de causes, autant de faits qui permettent de formuler un diagnostic précis. Ici encore,
nous voyons ce phénomène déjà signalé. Les personnes
qui entourent les malades leur deviennent suspectes
d'abord, odieuses ensuite, l'idée fixe qui domine est
de s'enfuir afin d'éviter leur présence.

Le troisième fait, que je vais encore mentionner,
présente les mêmes traits distinctifs.

OBSERVATION XII.

HYSTÉRIE CONFIRMÉE CHEZ UNE JEUNE FILLE MAL RÉGLÉE. — FOLIE HYSTÉRIQUE
PROVOQUÉE PAR UN VIF CHAGRIN.

Mademoiselle B*** a 28 ans ; tempérament très-lymphatique, réglée tard, toujours assez mal et avec douleur.
Elle a reçu une belle et brillante éducation, était fort intelligente. A 22 ans, la maison de son père fut fréquentée par un jeune homme dont elle s'éprit, et elle se persuada qu'elle allait être demandée en mariage. Elle s'en
ouvrit même à son père qui lui répondit qu'il ne s'opposerait pas à ce mariage, mais que rien dans la conduite du
jeune homme ne pouvait faire supposer qu'il y songeât. En
conséquence, il engagea sa fille à renoncer à ses idées et
à oublier ses projets. Quelques semaines après, le jeune
homme trouva dans un pays étranger une position lucrative.
Il quitta la France sans avoir manifesté la moindre velléité
de mariage. A dater de ce moment mademoiselle B*** devint triste, elle cessa de travailler et même de s'occuper, et

rechercha avidement la solitude. Les facultés intellectuelles s'affaiblirent, la mémoire devint irrégulière, l'appétit se perdit peu à peu, les règles s'éloignèrent et devinrent plus douloureuses, il y eut quelques attaques d'hystérie provoquées par la moindre contrariété. En même temps les digestions furent dérangées, il y eut de vives douleurs épigastriques, et la figure se couvrit de milliers de boutons d'acné pustuleux et indurés.

L'amaigrissement se prononça de plus en plus et on put remarquer une diminution dans le sens du goût et des zones anesthésiques ou hypéresthésiques sur les différentes régions du corps.

Les facultés morales s'altérèrent en même temps ; mademoiselle B*** eut bientôt une idée fixe : quitter la maison et s'enfuir. Il fut nécessaire de griller les murs, les fenêtres, de fermer toutes les portes à clef et d'avoir une surveillante étrangère constamment attachée à sa personne ; car elle ne voulait plus voir aucun des membres de sa famille. Comme elle est persuadée que ses vêtements contribuent à la tenir emprisonnée, elle cherche constamment à se déshabiller. Si on la laisse seule quelques minutes dans sa chambre, on est sûr de la trouver toute nue. Un jour, on la laissa seule quelques minutes dans le jardin, elle en profita pour aller s'enfermer dans les cabinets d'aisance : ni prières ni menaces ne purent la décider à sortir, on dut envoyer chercher un ouvrier maçon pour démolir un pan de muraille. On trouva la malade toute nue, elle avait jeté ses vêtements dans la fosse d'aisance.

Les phénomènes délirants prennent une intensité formidable, à l'époque des règles. Intensité telle que la malade frappe quelquefois avec fureur toutes les personnes qui l'entourent et qui s'opposent à sa fuite.

Dans la relation de ce fait, nous voyons encore pour cause déterminante l'hystérie.

L'aggravation des phénomènes délirants est constante, pendant l'époque des règles.

L'idée fixe est encore l'horreur de la famille qui vous entoure, le besoin de s'enfuir et de quitter la maison.

Chose très-remarquable et que je crois très-intéressant de signaler, bien que cette pauvre enfant ait perdu tout sentiment de pudeur, il ne lui arrive jamais de prononcer un mot grossier ou inconvenant.

Mais la folie hystérique n'est pas toujours aussi complexe.

Un des·cas les plus simples est celui qui consiste à prononcer involontairement des paroles grossières.

Il semble qu'il y ait une corrélation avec la pensée coïncidant avec un fait automatique indépendant de la volonté.

Ces faits sont les plus nombreux.

En voici un entre mille. Une jeune fille de 14 ans, parfaitement élevée, est hystérique. Elle a la paralysie des mouvements et de la sensibilité des membres inférieurs, la paralysie réflexe et de l'épiglotte; mais elle continue à se servir de ses membres supérieurs et de son intelligence. Elle continue à prendre ses leçons, et notamment ses leçons de piano qu'elle aimait beaucoup. Or, chaque jour pendant la séance de piano, elle s'arrêtait et répétait à plusieurs reprises le mot : *cochon, cochon, cochon !* et cet acte était tellement involontaire que la pauvre petite se mettait à sangloter, désespérée d'avoir commis une telle énormité, ce qui ne l'empêchait pas de recommencer quelques instants plus tard.

Aujourd'hui que tous les phénomènes hystériques

ont disparu, cette manifestation délirante de la parole ne s'est jamais reproduite.

D'après ce que nous venons de démontrer relativement à la filiation des phénomènes qui déterminent l'attaque d'hystérie, rien de plus facile à comprendre que l'apoplexie qui peut en être la conséquence. Dans toute attaque hystérique en effet, il y a asphyxie. Pour peu que celle-ci soit prolongée, il y a stase sanguine dans les sinus du cerveau. Stase sanguine de sang veineux, et par conséquent compression d'une portion du cerveau, et empoisonnement du système nerveux central. Si l'asphyxie a duré quelque temps et que les veines de la tête et du cou soient gonflées outre mesure, la circulation veineuse ne saurait se rétablir sur-le-champ, et de là un état apoplectique incontestable qui subsistera tant que la circulation n'aura pas repris son cours régulier.

Tous les symptômes qui caractérisent l'hémorragie cérébrale seront reproduits avec une rigueur mathématique. Perte de connaissance, face vultueuse, déviation des commissures labiales, déviation de la langue, avec embarras, ou même arrêt complet de la parole, etc., etc. Cet état persiste souvent plusieurs jours. — Il est même quelquefois nécessaire d'appliquer un traitement énergique pour mettre fin à tous les accidents. — Émissions sanguines entre autres.

Il serait facile de reproduire de nombreuses observations. Leur nomenclature serait inutile. J'ai dû souvent appliquer le traitement le plus violent, sinapismes, ventouses, saignées, vésicatoires volants, etc., et pour conjurer les accidents de désorganisation céré-

brale qui me paraissait imminente, lorsque l'apoplexie
et la perte de connaissance remontent sans interruption
à un où deux jours de date.

Quelquefois les suites persistent fort longtemps.
Ainsi une femme frappée d'apoplexie hystérique avec
perte complète de la parole n'a pas reconquis encore six
mois après la liberté absolue de la conversation. Il y a
encore certains mots qu'elle articule avec quelque difficulté, bien qu'elle puisse soutenir une causerie fri-
vole sans trop de fatigue, mais ce cas est exceptionnel.
En général, on peut affirmer, que par un traitement
approprié, les accidents résultant de la compression momentanée du cerveau disparaissent totalement
au bout de quatre ou cinq jours.

<h2 style="text-align:center">V</h2>

**Toute femme ayant de la congestion à l'un des deux, ou
aux deux ovaires, principalement du côté gauche, ou
ayant une inflammation des ligaments larges, est prédisposée à l'hystérie.**

Après tout ce que je viens de dire, je crois avoir dé—
montré d'une manière irréfragable que l'hystérie était
sous la dépendance absolue des affections, ou du moins
de la compression des ovaires.

Il est pour nous un fait incontestable, que toutes les
femmes ayant une affection des annexes de l'utérus se
trouvent disposées à cette perversion nerveuse connue
sous le nom d'hystérie.

Il résulte de là que l'histoire de cette maladie se

trouve liée d'une manière intime à celle des organes génito-urinaires.

Mais l'étude de ces affections nous apprend un fait que la physiologie ni la médecine ne sauraient expliquer d'une manière logique : c'est la fréquence beaucoup plus grande des affections du côté gauche.

Depuis plusieurs années déjà, il avait été remarqué que la compression exercée avec une certaine violence sur l'ovaire gauche pouvait déterminer une véritable attaque d'hystérie. Je soigne en ce moment une jeune dame hystérique atteinte d'ovarite gauche, et chez laquelle l'accès se produit sous l'influence du seul toucher abdominal.

Une des affections les plus fréquentes chez la femme est certainement l'inflammation des ligaments larges ; cette inflammation généralement peu intense, parfaitement localisée, se développe souvent à la suite d'une couche, et plus souvent encore d'une fausse couche, quelquefois à la suite d'un simple dérangement menstruel. Or, neuf fois sur dix, cette inflammation a son siége du côté gauche.

Je n'en connais pas la cause physiologique, je pense qu'elle doit être la même que celle en vertu de laquelle l'ovaire droit est atrophié chez un certain nombre d'oiseaux.

De là il résulte la paralysie de l'épiglotte.

M. le docteur C. Girard, ancien élève et préparateur d'Agassiz auquel je développais ces idées, a bien voulu me donner quelques détails de physiologie comparée. Je ne crois pouvoir mieux faire que de reproduire textuellement les notes que m'a données ce savant naturaliste. Ces notes donnent une explication de cette singulière loi.

« La fréquence plus grande de la lésion de l'ovaire gauche se rattache à un ensemble de faits dont il faut rechercher la signification dans le plan de structure des êtres organisés, plantes et animaux compris.

« Ces derniers présentent généralement deux côtés symétriques dont l'un est ostensiblement la reproduction de l'autre. Cette symétrie est plus ou moins parfaite, plus ou moins évidente sur les divers degrés de l'échelle zoologique.

« Cependant l'un des côtés est toujours physiquement plus faible que l'autre, qui se développe parfois à son détriment, constituant alors une asymétrie frappante.

« Il y a encore parité, mais il n'y a plus symétrie.

« Les types les plus asymétriques sont : les pleuronectes, dans l'embranchement des vertébrés ; les gastéropodes dans l'embranchement des mollusques ; les crustacés dans l'embranchement des articulés ; enfin l'embranchement des rayonnés tout entier, semble au premier abord construit sur un plan d'où la symétrie serait exclue.

« Mais malgré la structure, en apparence rayonnée, de ce dernier embranchement, un examen attentif nous démontrera bien vite que la symétrie ou la parité n'en est pas exclue. L'un des cinq rayons a une tendance à l'atrophie, et parmi les quatre restants, deux constituent le côté droit, et deux le côté gauche.

« La symétrie ou parité d'organes est donc la loi générale pour l'ensemble des êtres, car on la retrouve même chez les plantes quoique moins manifeste que chez les animaux.

« Il y a dualisme dans la vitalité de l'être, d'où antagonisme entre les deux côtés, antagonisme qui entraîne la prédominance de l'un des côtés sur l'autre.

« Or, c'est généralement le côté droit qui prédomine sur le côté gauche. Cette prédominance constitue le *côté fort*.

« Parmi les végétaux cette prédominance du côté droit sur le côté gauche est surtout manifeste chez les plantes grimpantes que nous voyons presque toutes s'enrouler de droite à gauche.

« Parmi les rayonnés où la structure étoilée, typique de l'embranchement, masque le plan symétrique, la prédominance du côté droit sur le gauche est peu apparente.

« Mais déjà parmi les mollusques nous rencontrons des exemples frappants d'asymétrie. Nombre de coquilles bivalves ou acéphales se présentent avec l'une des valves moins développée que l'autre.

« Chez les univalves ou gastéropodes généralement la valve gauche fait défaut, et c'est la droite qui s'enroule sur une base idéale représentant la valve gauche.

« Parmi les articulés, les crustacés en particulier, l'antagonisme des côtés se traduit par le développement plus considérable de l'une des pattes ou pinces ; mais ici ce serait la patte ou pince gauche qui l'emporterait le plus souvent sur la droite. Cependant lorsqu'on se rappelle que le type articulé est à l'envers, la règle se rétablit en faveur du côté droit.

« Parmi les poissons que nous avons cités comme asymétriques (les pleuronectes, soles, turbots, etc.), c'est également le côté droit qui l'emporte sur le gauche dans le plus grand nombre des cas.

« Chez l'homme, où la symétrie paraît avoir atteint son plus haut degré de perfection, ne voyons-nous pas le côté droit dominer le côté gauche, et la figure elle-même ne traduit-elle pas souvent un antagonisme entre les côtés par la légère déviation du côté droit vers le côté gauche ?

Appliquant ces données aux ovaires, on conçoit aisément que l'ovaire gauche appartenant au *côté faible*, soit plus facilement affecté que l'ovaire droit, appartenant au *côté fort* et dominateur.

Dans notre opinion il y aurait un parallèle à établir entre la symétrie et les sexes ; au côté gauche correspondrait la femelle ; au côté droit, le mâle.

« La question des sexes est une question secondaire dans l'échelle zoologique. Au bas de cette échelle, les deux sexes se trouvent souvent associés dans un seul et même individu représentant l'espèce. A mesure que l'on s'élève, la dualité s'accentue davantage et, à mesure qu'elle s'accentue, le mâle demeure le type exclusif de son espèce, tandis que la femelle n'en est plus que l'accessoire, bien que dépositaire de l'ovaire dans lequel s'élaborent les générations futures.

« Dans certaines espèces de Lépidoptères par exemple, la femelle n'est plus qu'un ovaire auquel tous les autres organes ont pour ainsi dire cédé leur place. Retranchez l'ovaire, et la femelle n'existera plus que sous la forme de quelques frêles téguments.

« La femelle réduite à sa plus simple expression n'est donc qu'un ovaire.

« Chez les rayonnés, il y a autant d'ovaires que de rayons, généralement au nombre de cinq ; mais là où l'un des rayons s'atrophie, l'ovaire, qui est l'organe vital essentiel, ne s'y développe pas.

« Chez les animaux symétriques des autres embranchements (mollusques, articulés, vertébrés), il y a un ovaire droit et un ovaire gauche ; mais là où l'un des côtés prédomine sur l'autre de manière à produire une asymétrie frappante, l'ovaire du côté prédominant acquiert seul un développement normal, l'autre est atrophié ou fait complétement défaut. »

Il résulte de là que la paralysie de l'épiglotte et la prédisposition hystérique qui en est le résultat est développée neuf fois sur dix par la compression, la congestion ou l'inflammation de l'ovaire gauche.

Une autre conséquence qui a été aussi confirmée par nos très-nombreuses observations, c'est que, si l'inflammation du ligament est une affection presque toujours sans danger de mort pour la femme, elle n'est pas sans danger pour son état de santé future.

Si l'affection n'est pas traitée avec persévérance, si elle n'est pas guérie par un traitement approprié, longtemps prolongé, il est à craindre qu'à un moment donné la malade, bien que paraissant guérie de son affection abdominale, n'ait contracté le germe de la maladie hystérique.

C'est en effet ce que l'expérience confirme et ce que nous pouvons constater chaque jour dans l'immense service clinique du Vésinet.

A cette proposition se rattache une question naturelle. L'hystérie peut-elle exister par elle-même indé-
pendamment des organes génitaux de la femme? Je ne
le pense pas ; toutes les fois qu'il y a hystérie, il y a ou
il y a eu maladie des ovaires.

L'hystérie comprend deux conditions qui sont insé-
parables :

La compression ovarique d'une part, la paralysie
réflexe de l'épiglotte d'abord et du système nerveux
ensuite.

Si ces deux conditions ne sont pas réunies, il ne
peut y avoir hystérie. — Il peut y avoir hystérie sans
attaques convulsives, sans spasmes, sans paralysie de
mouvement. Il ne saurait y avoir hystérie sans ovarite
et sans paralysie réflexe de l'épiglotte. De là une différence capitale que je signale et sur laquelle je ne saurais trop insister entre l'hystérie et l'épilepsie. Les
attaques peuvent avoir la plus grande analogie, mais
les maladies n'en sont pas moins absolument et essentiellement distinctes, et les symptômes que je viens de
développer ne permettront pas à l'avenir une minute
d'erreur ou même d'indécision.

Je ne dois pas omettre de mentionner deux formes
et deux variétés de l'affection. Je veux parler de l'hystérie simulée et de l'hystérie par imitation. — La simulation en effet n'est pas rare. — Les phénomènes que
nous indiquons nous permettront de ne pas nous laisser induire en erreur.

Quant aux spasmes par imitation, ils ne constituent
qu'un phénomène hystériforme, non une véritable
hystérie. Dans un certain nombre de cas, il a suffi

d'une menace, de l'apparition d'un fer rouge, d'une menace de déshabiller les femmes toutes nues pour faire cesser cet état. — Cependant l'histoire nous apprend que, quelquefois, les crises ont sévi comme de véritables épidémies. — Les possédées de Loudun, les convulsionnaires de Saint-Médard, nous fournissent des exemples présents à toutes les mémoires (1), et qui au premier abord semblent militer contre la thèse que je soutiens.

Ce n'est là qu'une apparence qu'il est facile d'expliquer et qui ne combat nullement la vérité de la théorie que j'affirme.

Quelques mots d'explication sont nécessaires à ce sujet.

Chacun sait que l'imitation de certains spasmes est presque nécessairement contagieuse : ainsi le bâillement produit le bâillement. L'éclat de rire prolongé est presque contagieux. Certains tics se reproduisent avec une désolante facilité, même à l'insu de l'imitateur. La danse de Saint-Guy elle-même est dangereuse pour les camarades des enfants qui en sont atteints et qui imitent d'une manière désolante les contorsions des malades.

Je me rappelle à ce sujet une certaine exposition de peinture qui existait vers 1848. Dans une des premières pièces se trouvait un tableau représentant un homme debout et bâillant bellement en se détirant. Presque toutes les personnes qui re-

(1) Voyez Calmeil, *De la folie considérée sous le point de vue philosophique historique et judiciaire.* Paris, 1865.

gardaient ce tableau en passant bâillaient outre mesure (1).

Or, l'imitation hystérique me paraît un phénomène identique ne constituant qu'un des épiphénomènes de l'hystérie.

VI

Les autopsies de nos devanciers confirment la théorie qui précède .

Je n'ai pas eu, par moi-même, l'occasion de pratiquer d'auptosies qui permettent de démontrer par des preuves irréfragables les assertions que je ne crains pas d'affirmer.

A défaut d'autopsies qui me soient propres, j'ai dû rechercher avec soin le détail des nécropsies faites par ceux de nos maîtres qui ont écrit d'une manière spéciale sur les affections des organes reproducteurs de la femme.

Jusqu'à ce jour, malheureusement, l'hystérie, constatée dans les observations, n'est constituée, à proprement parler, que par l'attaque hystérique. Dans aucune des observations lues attentivement, je n'ai vu mentionner l'état de la sensibilité des organes rétropharyngiens.

L'étendue de mes recherches s'est donc trouvée promptement rétrécie. Je cite cependant d'après M. Bernutz et Goupil (2) celles des observations dans

----

(1) Voyez E. de Feuchtersleben, *Hygiène de l'âme*, 3e édition Paris 1870.

(2) Bernutz et Goupil, *Clinique médicale sur les maladies des femmes.* Paris, 1862.

lesquelles l'état hystérique se trouve ou noté avec précision ou suffisamment caractérisé. Or, dans toutes ces observations, nous voyons constaté l'état anatomique des ovaires.

J'ai trouvé une autre observation des plus concluantes que j'emprunte à madame Boivin.

En étudiant avec soin chacune de ces observations, nous trouvons noté, pas à pas pour ainsi dire, cet état particulier que je décris sous le nom de *cachexie hystérique*.

Dans quelques cas, il est vrai, cet état coïncide avec la tuberculisation locale des ovaires, ou avec la tuberculisation générale ; mais il peut exister en dehors de l'état tuberculeux.

L'étude attentive de ces différents phénomènes sera l'objet d'un second mémoire.

Je n'ai pas cru devoir réimprimer les observations auxquelles je viens de faire allusion. Il me suffira de renvoyer ceux de mes lecteurs qui s'intéressent à la question aux ouvrages dans lesquels je les ai lues moi-même.

Je les cite dans l'ordre chronologique :

Boivin et Dugès, *Traité pratique des maladies de l'utérus et de ses annexes*. 1833, II, p. 490. — Brouardel, *De la tuberculisation des organes génitaux de la femme*. 1865, p. 81. (Extrait.)

Oldham, *Guy Hospital Reports* for 1849, p. 362. — Depaul, *Rapport à l'Académie de médecine*, 1854, p. 57, et *Bull. Acad. de méd.*, XIX, 1853-1854, p. 685. — Bernutz et Goupil *Clinique médicale sur les maladies des femmes*. 1862, II. p. 198.

Aran, *Leçons cliniques sur les maladies de l'utérus et de ses annexes*. Paris, 1858-1860, p. 667. — Bernutz et Goupil, *loco cit.*, II, 1862, p. 234.

Bernutz et Goupil, *Clinique médicale sur les maladies des femmes*. 1862, II, p. 42 et 133.

Ces observations sont absolument concluantes. Dans toutes, l'affection ovarique a parfaitement coïncidé avec l'hystérie. La cachexie a été le résultat de la désorganisation des organes; désorganisation qui a envahi à un moment donné le système nerveux.

Mais comment expliquer que MM. Bernutz et Goupil, M. Brouardel, dans des ouvrages remplis d'observations très-bien rédigées n'aient publié que ces quelques faits.

La réponse en est des plus simples. C'est que je n'ai pu citer que les observations dans lesquelles l'hystérie se trouvait indiquée d'une façon toute spéciale.

Or l'hystérie jusqu'ici n'a été constituée que par l'attaque convulsive ou les spasmes du larynx, la boule ou l'étranglement spécifique pour ainsi dire.

Nous trouvons bien écrit, dans le plus grand nombre des cas, tempérament lymphatico-nerveux. Or, qu'est-ce, chez une jeune fille, qu'un tempérament lymphatico-nerveux ?

J'aurais pu entrer à ce sujet dans des digressions infinies, mais sans résultats. J'ai préféré ne pas utiliser, pour soutenir ma thèse, des faits discutables.

Aujourd'hui, au contraire, l'invasion de l'affection hystérique serait indiquée avec le plus grand soin, — et j'affirme que presque toutes les malades qui font le sujet des observations mentionnées, rentreraient dans le cadre que j'indique.

J'en trouve une preuve dans mon service. En 1869 M. Gallard a fait des leçons à l'hôpital de la Pitié sur l'ovarite (1). — Deux de ses malades, dont l'observation se trouvera plus loin, sont entrées à l'Asile des convalescentes du Vésinet. Or, chez aucune d'elles on n'a *soupçonné* l'invasion de l'affection hystérique qui cependant est des plus manifestes, et tellement évidente que chacun des internes l'avait reconnue avant mon arrivée.

Quoi d'étonnant alors que toutes les observations antérieures de plusieurs années ne mentionnent pas ces phénomènes ?

VII

Toutes les affections chroniques, qui amènent un dérangement dans les fonctions menstruelles, sont causes prédisposantes d'hystérie.

MM. Bernutz et Goupil, à la fin de leur chapitre sur la pelvi-métrite, mentionnent ce fait que, dans certains cas, l'existence d'une pelvi-péritonite peut déterminer l'hystérie chez des sujets déjà prédisposés ou même l'hypochondrie; mais pour ces savants professeurs, l'hystérie n'est guère constituée que par la crise hystérique, l'attaque convulsive. Pour nous, au contraire, l'attaque hystérique est secondaire, elle ne constitue qu'une des phases, un des épiphénomènes de l'affection : le phénomène peut manquer, mais la cachexie

(1) Gallard, *De l'ovarite.* Paris, 1869.

hystérique n'en existe pas moins et sa constatation est des plus faciles.

Presque tous les médecins avaient considéré la chlorose et la chloro-anémie, comme la cause la plus fréquente et la plus prochaine de l'hystérie.

Cet appauvrissement du sang est-il la cause, est-il la conséquence de la maladie?

Il peut être l'un et l'autre, mais beaucoup plus souvent il en est le résultat. Si l'on se reporte en effet à tout ce que nous avons dit, à cette longue incubation latente de l'affection qui nous occupe, à la maladie des ovaires, à la paralysie complexe, à la désorganisation du système nerveux, il est difficile de ne pas admettre qu'il y ait une cause, et une cause considérable de modifications dans la nutrition, dans l'assimilation, dans la composition des différentes parties constituantes et normales du fluide nourricier.

Comment d'ailleurs constater la chlorose? Le bruit du souffle carotidien manque presque toujours au début de la maladie; mais, par cela seul que la chloro-anémie peut amener des désordres dans la menstruation, elle peut effectivement déterminer l'affection des ovaires qui à son tour amène la perversion de l'action réflexe du système nerveux.

Mais il est une autre maladie dont l'action sur les fonctions menstruelles est bien autrement considérable, et qui amène fréquemment l'hystérie, bien que je ne l'aie vue que vaguement mentionnée. Je veux parler de la phthisie, de la tuberculisation chronique des poumons.

La corrélation entre la tuberculisation générale et

l'affection des ovaires est un fait connu depuis long-temps. MM. Goupil, Bernutz, Aran, et M. Nonat ont rapporté nombre d'observations démontrant l'étroite connexité qui existe entre les pelvi-métrites (cachexie hystérique) et la tuberculisation généralisée. Nous trouvons même une observation remarquable de M. Boucher de la Ville-Jossy dans laquelle la tuberculisation des ovaires a été diagnostiquée pendant la vie, en raison d'une douleur prolongée du flanc gauche coïncidant avec la phthisie pulmonaire.

Toutes les fois en effet que l'état subinflammatoire douloureux des flancs persiste, annonçant un état particulier que j'ai décrit sous le nom de cachexie hystérique, le développement d'une tuberculisation généralisée secondaire doit être à redouter.

Mais en cela l'hystérie se rapproche de toutes les affections cachectiques qui toutes peuvent, à une certaine phase de leur évolution, déterminer une tuberculisation générale ou pulmonaire.

OBSERVATION XIII.

CACHEXIE HYSTÉRIQUE (1).

Le 24 septembre 1869, est entrée à l'Asile du Vésinet la nommée Len... Joséphine, âgée de 26 ans.

Réglée à 12 ans et demi, elle a vu la menstruation s'accompagner de douleurs si fortes, dit-elle, qu'elle ne pouvait demeurer même dans son lit. Le siége de ces douleurs, qui s'irradiaient dans les flancs, était le bas-ventre et la région lombaire. C'est dans ces conditions que la menstruation con-

____

(1) Recueillie par M. Ed. Fortin interne du service.

tinue de se faire jusqu'à la date du 22 septembre 1858, époque où elle prend un bain de rivière, quoique se trouvant encore quelque peu dans une période cataméniale.

Pendant le bain, elle fut volée de ses vêtements déposés sur la berge ; aussi la nommée L..... dut-elle rester quelque temps dans l'eau (elle évalue à trois quarts d'heure ce temps), puis ensuite, prise de frissons, elle dut prendre le lit qu'elle garda pendant 51 jours consécutifs. Elle était atteinte de péritonite.

Ce n'est qu'en mars 1859 que reparaissent les règles suspendues à la suite de l'accident mentionné plus haut. Comme primitivement elles seront abondantes, mais peu sanguinolentes, et s'accompagneront de fortes douleurs, surtout dans le côté gauche du ventre et les reins.

En décembre de la même année, elle se marie et devient enceinte. La grossesse ne suivit pas son cours normal, car à cinq mois et demi le produit de la conception était expulsé. L'accouchement fut laborieux et le travail aurait duré 17 jours, au dire de la malade. Le retour des couches avait lieu au bout de six semaines. Au mois de juillet 1861 se déclare une seconde grossesse qui aboutit à sept mois et demi. Cette fois encore l'accouchement fut difficile et, pendant les cinq mois qui suivirent, la mère dut garder le lit pour une anémie profonde, consécutive aux pertes de sang qu'elle avait éprouvées pendant l'accouchement. Le retour des couches ne vint qu'au bout de trois mois et la menstruation s'accompagna toujours des mêmes douleurs.

En septembre 1864, à la suite d'un chagrin, la nommée L... fut atteinte d'une attaque d'hystérie coïncidant avec l'époque des règles, lesquelles, à datei de ce jour, ne reparurent plus. Cette crise fut la seule survenue chez la nommée Len...

La paralysie de tout le côté gauche, que nous observons lors de son admission à l'Asile, ne date que du mois d'avril 1869. Voici ce que nous constatons le 25 septembre.

1° Aménorrhée complète depuis cinq années.

2° Douleurs abdominales dans le côté gauche du ventre et s'irradiant dans le flanc correspondant.

3° Insensibilité complète de l'épiglotte.

4° Toute la surface cutanée du membre inférieur gauche est insensible au courant continu d'un appareil d'induction.

5° La membrane muqueuse de la bouche, des fosses nasales, n'est pas impressionnée, soit qu'on la pique ou qu'on la pince, soit que des corps odorants soient placés sous le nez.

6° La moitié gauche de la langue ne ressent pas l'épingle qu'on y enfonce.

7° Si l'on faradise le membre inférieur gauche de manière à produire des contractions musculaires, on voit que celles-ci existent.

8° L'afflux de salive a lieu également des deux côtés, sous l'influence de sel marin placé à l'ouverture du canal de Sténon.

Les 27 et 28, la malade est placée dans un bain fortement salé; l'un des rhéophores est tenu par elle, tandis que l'autre est mis en contact avec le liquide. Sous l'influence de cette médication, la sensibilité cutanée était revenue dans la jambe à la date du 29 suivant.

Cette observation est très-remarquable parce qu'elle nous montre la cachexie hystérique arrivée à sa dernière période. Chez elle nous pouvons reconstituer toute l'histoire de l'affection et voir comment les affections des ovaires ont amené peu à peu toute une série de paralysies successives, puis la cessation complète des règles, puis la perversion de toutes les fonctions de la nutrition, l'affaiblissement de l'intelligence, etc. Il y a là un ensemble de faits qui caractérisent une véritable cachexie. Au degré où elle est arrivée, cette maladie conduira cette femme à une mort prématurée.

OBSERVATION XIV.

CACHEXIE HYSTÉRIQUE PROGRESSIVE. — TUBERCULISATION PROBABLE DES OVAIRES (1).

Eugénie M... 30 ans, célibataire et sans enfants.

Son père, sa mère et ses deux sœurs dont l'une est plus jeune qu'elle, sont morts de la poitrine.

La malade est née à Paris, mais n'y demeure que depuis dix ans. Elle a été atteinte d'une maladie d'yeux depuis l'âge de 8 ans jusqu'à l'âge de 11 ans. — A 16 ans, fièvre typhoïde et fièvre scarlatine. Depuis cette époque la nommée E. M... a toujours eu des migraines.

A 20 ans, elle fut réglée régulièrement pendant plusieurs mois, puis le flux menstruel s'arrêta pendant un an, et revint ensuite très-régulièrement. Enfin à l'âg   (7 ans, elle eut une pleurésie, et depuis cette époque elle est sujette à des crises nerveuses accompagnées de perte de connaissance au moment de ses époques menstruelles. Des pertes fréquentes l'affaiblissent pendant deux ans.

Dans le courant d'octobre 1869, la malade entra à l'hôpital de la Charité, dans un état d'anémie excessive. Elle fut soumise à un traitement tonique, prit des bains alcalins et on lui fit sur le ventre des frictions avec de l'onguent gris et du chloroforme.

Le 31 janvier 1870, elle vint à l'Asile du Vésinet sans avoir été soulagée.

L'examen de la malade donne alors les renseignements suivants :

Induration des deux côtés, dans la fosse iliaque gauche et dans la fosse iliaque droite; douleur très-vive au toucher; col parfaitement conformé et pointu comme chez les femmes n'ayant pas eu d'enfant. Toucher vaginal douloureux, ainsi que le toucher des deux culs-de-sac latéraux.

(1) Rédigée par M. J. Guionis, élève en médecine.

L'examen provoque quelques spasmes, mais pas d'attaque hystérique. Anémie presque complète par suite des hémorrhagies nombreuses survenues depuis deux ans.

Intelligence assez développée, la malade rend un compte assez clair de son état. Elle voit nettement. Insensibilité de l'épiglotte presque absolue; ce n'est que quand on gratte avec l'ongle que la régurgitation réflexe est produite.

Amaigrissement des membres inférieurs. Sensibilité de la plante des pieds diminuée, surtout à gauche; elle sent le chatouillement, mais sans retirer la jambe avec énergie. Sensibilité cutanée émoussée, la malade sent la piqûre de l'épingle sans éprouver de grandes douleurs. Moins de sensibilité à gauche qu'à droite.

Sensibilité émoussée au bras gauche (comme à la jambe gauche) avec une légère différence du côté droit.

La sensibilité de la langue est également émoussée; la malade sent à peine les piqûres d'épingles.

Un traitement par l'opium à doses progressives est alors institué. Au bout d'un mois cette malade peut quitter l'asile. L'amélioration générale est très-notable; mais la guérison n'est pas définitive. Il est probable que les accidents se reproduiront au bout de quelques semaines.

Les antécédents de cette malade, son état général, son historique, semblent indiquer que l'affection consiste dans la dégénérescence tuberculeuse des deux ovaires. Quoi qu'il en soit, il n'est pas douteux que la cachexie hystérique a marché parallèlement, avec les altérations ovariques. Les attaques ont presque toujours coïncidé avec les époques menstruelles. Le traitement ainsi que le milieu hygiénique excellent dans lequel cette femme a vécu pendant son séjour au Vésinet, ont arrêté momentanément les accidents, mais cette modification heureuse ne peut avoir qu'une durée très-limitée.

Les affections qui ont une corrélation plus intime encore avec l'hystérie, ce sont les maladies qui ont leur siége principalement dans les ovaires. En premier lieu nous devons citer l'aménorrhée, la dysménorrhée, les hématocèles pelviennes.

L'aménorrhée peut être occasionnée par plusieurs causes différentes. Quelques mots sont nécessaires.

Dans le travail des règles, il y a trois conditions distinctes, qui toutes trois doivent être remplies. L'ovulation des vésicules de Graaf; l'hémorrhagie utérine, ovarienne ou tubaire ; la parfaite perméabilité du col de l'utérus et du vagin.

L'aménorrhée par retard ou incomplet fonctionnement des ovaires est la plus fréquente.

Chez certaines jeunes filles, dans certaines professions, les règles apparaissent beaucoup plus tard. Quelques femmes voient leurs règles apparaître vers dix-sept à dix-huit ans seulement. Quelquefois même beaucoup plus tard. Je citerai même plus loin l'observation d'une femme réglée à dix-sept ans et demi seulement, mais qui était mariée depuis seize ans et qui est devenue enceinte après avoir vu apparaître ses règles une seule fois.

Il peut y avoir dans ces cas un simple retard d'organisation sans maladie intercurrente. Nous pouvons comparer l'apparition des règles à l'évolution dentaire. Bien qu'il y ait à cet égard des lois à peu près fixes, il se présente cependant chaque jour des différences très-considérables. Ainsi, on mentionne des faits authentiques d'enfants ayant eu des dents dès les premières semaines de leur naissance et même pendant la vie intra-utérine. Mais dans quelques cas la dentition n'apparaît que à douze, quatorze mois ou même beaucoup plus tard. Il y a là simplement des évolutions tardives, il n'y a pas d'état morbide.

Ce que je viens de dire pour la dentition peut être à peu près identiquement reproduit pour la menstruation. Il peut y avoir même des conditions très-contraires à la maladie. Ainsi, il est incontestable que les paysannes sont réglées beaucoup plus tard que les jeunes filles des villes. Il est bien clair que dans ces conditions l'hystérie n'a rien à voir. Elle n'apparaîtra pas, et toutes les fois que des familles nous consultent relativement à l'apparition tardive des règles chez les enfants, nous avons soin de dissuader de toute espèce de traitement. Nous sommes persuadés que, toutes les fois que l'organisation est irréprochable, que la conformation physique ne laisse rien à désirer, il vaut mieux attendre sans intervenir. Le développement du corps et le mariage s'il a lieu constitueront le meilleur des emménagogues.

En dehors de cette aménorrhée naturelle, il est un certain nombre de causes physiologiques qui produisent l'absence de menstruation. En tête, je dois citer la grossesse et l'allaitement. En général, les nourrices n'ont pas leurs règles avant le sixième mois au plus tôt.

Enfin, il est une variété d'aménorrhée ovarique par cause pathologique que je ne dois pas omettre de mentionner. Je veux parler de l'absence momentanée des règles pendant plusieurs mois, qui est consécutive aux grandes maladies, à la fièvre typhoïde, aux rhumatismes articulaires, aux affections éruptives. Dans tous ces cas, toutes les fonctions ont été momentanément affaiblies, les organes profondément débilités. Les ovaires participent à cet étiolement de tout l'organisme et, par suite, l'ovulation se trouve pour ainsi dire endormie jusqu'au jour où la convalescence sera complétement terminée, et alors la menstruation reprendra ses habitudes à peu près normales. Peu abondante d'abord, de plus en plus abondante ensuite, et enfin reviendra à son état habituel.

Toutes ces causes ne sont pas déterminantes de l'hystérie. Il n'y a dans tous ces cas ni compression ni inflammation des ovaires. Il y a au contraire une anémie par causes morbides, une atrophie momentanée de ces organes et par suite arrêt de leurs fonctions.

La paralysie réflexe de l'épiglotte n'existe pas, à moins qu'il n'y ait eu auparavant cachexie hystérique, qui se reproduit ensuite avec tous ses caractères.

L'aménorrhée peut exister par défaut d'hémorrhagie de l'utérus, les cas sont rares. M. Coste dans ses remarquables travaux sur l'ovulation en a mentionné quelques exemples. Mais on conçoit cependant que l'ovaire peut se détacher, glisser dans la cavité utérine, y séjourner quelque temps, y être même fécondé, en être rejeté avec le mucus intra-utérin, sans qu'il soit nécessaire que l'utérus en soit affecté au point de participer activement au travail physiologique mensuel.

Enfin, dans la dernière hypothèse, dans le cas où le sang menstruel ne peut s'écouler au dehors par le fait d'un obstacle naturel, il n'y a pas à proprement parler aménorrhée, il y a simplement empêchement anatomique. Les conséquences en sont beaucoup plus graves.

Les causes qui peuvent s'opposer à l'évacuation menstruelle sont les suivantes : imperforation du museau de tanche, cas très-rare, sans remède ; imperméabilité du vagin qui peut être naturelle ou accidentelle. On cite des cas de femmes qui n'ont pas de vagin. On cite (1) le fait d'une jeune femme qui s'était mariée sans vagin et qui cependant pouvait accomplir le devoir conjugal, le mari ayant suffisamment dilaté le canal de l'urèthre pour se livrer à la copulation. On cite encore plusieurs observations authentiques dans lesquelles, malgré l'absence de vagin, la menstruation se faisait par la vessie. La nature avait établi un conduit fistuleux communiquant de l'utérus dans cet organe et par lequel le sang menstruel pouvait s'écouler.

Enfin, il peut y avoir imperforation de la membrane hymen.

Il ne rentre nullement dans le cadre de notre travail de rechercher par quels moyens, l'art peut arriver à modifier ou à guérir cet état de choses. Nous renverrons pour cela aux mémoires spéciaux et principalement à un très-bon rapport fait par M. le professeur Verneuil à la Société de chirurgie en 1861 et 1863 (2).

(1) *Bulletin de la Société Anatomique.* — Puech, *Hématocèle retro-utérine.*

(2) *Bulletin de la Société de chirurgie,* t. II, p. 22, t. IV, p. 271. — Fleetwood Churchill, *Traité pratique des maladies des femmes,* trad. par A. Wieland et J. Dubrisay. Paris, 1866, pp. 99 et suiv. — T. Holmes, *Thérapeutique des maladies chirurgicales des enfants,* trad. par O. Larcher. Paris, 1870, p. 287.

La science en est encore aujourd'hui au point où l'a laissée la Société de chirurgie.

Notre rôle est beaucoup plus modeste et beaucoup plus facile, il se borne à mentionner les désordres physiologiques qui surviennent à la suite de cette accumulation de sang. Les faits que nous avons observés dans notre clientèle privée sont seulement au nombre de deux; mais tous deux ont présenté des désordres identiques.

Toutes les fois qu'il y a un obstacle mécanique absolu à l'écoulement des règles, le sang s'accumule d'abord dans l'utérus.

A l'époque des règles il y a des douleurs très-violentes dans le bas-ventre, dans les reins, dans les aines et même dans les jambes.

Tous les auteurs qui ont mentionné ces faits disent que ces douleurs sont telles, qu'elles entraînent à leur suite des accidents nerveux ; mais ils ne mentionnent pas en quoi consistent ces accidents nerveux.

Si à ce moment on palpe le ventre, on trouve qu'il est douloureux au toucher, et la main perçoit, au-dessus du pubis, une tumeur dure, résistante, non mobile. La douleur s'irradie dans les deux fosses iliaques. Puis tout se calme. Les douleurs cèdent, les accidents nerveux cessent ; au bout de quelques jours la tumeur abdominale diminue de volume.

A l'époque suivante, la même série d'accidents se reproduit avec une intensité encore plus considérable. La tumeur post-pubienne augmente de volume pour diminuer ensuite au bout de quelques jours, ce qui est dû à la résorption de la partie séreuse du liquide sanguin épanché dans l'utérus.

Enfin, lorsque la même série d'accidents sera reproduite pendant un certain nombre de mois, toujours avec le même cortége de symptômes, l'utérus, indéfiniment dilaté, augmente progressivement de volume, remonte au-dessus de l'ombilic, simule (et la science a noté de ces erreurs) un utérus gravide. En même temps, dans les fosses iliaques, on perçoit deux autres tumeurs arrondies de forme ovalaire suivant le trajet du pli inguinal, tumeurs dues à la distension des ovaires et des trompes. Si l'art n'intervient pas ou intervient trop tard, à un moment donné, il y aura rupture partielle, et mort par péritonite.

Dans tous ces cas on peut être sûr de constater une paralysie réflexe de l'épiglotte et consécutivement des attaques d'hystérie. (Accidents nerveux des auteurs.)

Quant à la dysménorrhée, qu'entend-on exactement par ce mot ? Quel en est le siége précis ?

On n'est pas bien d'accord sur la cause qui détermine si souvent, à l'époque des règles, des douleurs si intolérables. Quelques-uns en mettent le siége dans les ovaires mêmes ; quelques autres dans les contractions musculaires des trompes et les conduits de Fallope : rien de précis à ce sujet.

Pour nous, nous ne doutons pas que les causes ne soient multiples ; mais ce que nous pouvons constater et affirmer, c'est que presque tout sujet ayant ses règles d'une manière irrégulière et accompagnées de douleurs intenses, présente la paralysie réflexe de l'épiglotte et du voile du palais, et est par suite prédisposé à l'hystérie, pour ne pas dire que cette personne est sous l'influence de la cachexie hystérique.

Landouzy (1) a consigné sommairement quelques centaines d'observations. Or, presque toutes mentionnent ce fait de la dysménorrhée préexistant à l'affection nerveuse. C'est là un fait qui confirme toutes les observations signalées par nous à ce sujet. En voici du reste quelques-unes des plus probantes.

OBSERVATION XV.

HYSTÉRIE AU DÉBUT DÉTERMINÉE PAR UNE MENSTRUATION DIFFICILE. — DYSMÉ-
NORRHÉE.

Mademoiselle X... a 15 ans, est bien constituée; son père est bien portant avec tendances hypochondriaques. Sa mère a une constitution débile. Il y a dans la famille de nombreux antécédents tuberculeux. Elle est assez irrégulièrement menstruée et présente nettement la cachexie hystérique très-prononcée. Congestion de l'ovaire et du ligament large du côté droit; douleurs s'irradiant dans tout le bassin et dans la cuisse droite; utérus flottant lâchement dans la cavité pelvienne et habituellement dans un peu d'abaissement; marche difficile; équitation impossible. Cette jeune dame, dont je n'ai pu constater le début de la maladie, présente, depuis que je la connais, l'insensibilité complète de l'épiglotte. Clignotements convulsifs des paupières; spasmes convulsifs intermittents, tendance aux larmes ou aux rires; boule hystérique; sentiment de pesanteur à l'estomac. Perversion de la sensibilité générale; attaques hystériques franches. A été mariée très-jeune, est devenue enceinte à dix-neuf ans; n'a pas eu d'autres couches, mais quelques fausses couches. Elle a une congestion permanente de l'ovaire droit, qui a la dimension d'une grosse amande.

Quant à la jeune fille, elle a 15 ans; elle a été réglée à l'âge de 13 ans. Pendant les trois premiers mois, la menstruation se fit d'une manière normale. Au bout de ce temps, cessa-

(1) Landouzy, *Traité complet de l'Hystérie*, 2ᵉ édition. Paris, 1848.

tion des règles. Il n'y a pas, du reste, apparence d'état morbide. L'appétit est excellent, la croissance considérable ; toutes les fonctions s'exercent de la manière la plus normale. Au bout de cette période, les règles reparaissent; mais avec des douleurs excessives, des coliques d'une extrême intensité ; écoulements de caillots noirâtres, vomissements.

Appelé à cette époque, nous constatons que le ventre est tendu et douloureux dans toute sa surface ; que les deux ovaires sont extrêmement douloureux, mais que la pression cause beaucoup plus de mal du côté gauche que du côté droit ; la nature des vomissements est verdâtre en quantité abondante. Les urines sont rares, l'émission s'en fait avec douleur.

Cette jeune fille, qui est d'ailleurs très-intelligente, accuse une sensation de brûlure à l'estomac, de constriction à la gorge. Elle a un clignotement convulsif des paupières, quelques mouvements choréiques de la tête. L'épiglotte est absolument insensible au toucher. On peut la gratter avec l'ongle sans déterminer le moindre mouvement réflexe ni régurgitation. Toute l'arrière-gorge, quoique cette enfant soit très-sujette aux angines, paraît presque insensible au toucher.

Depuis cette époque, mademoiselle X... a eu ses règles d'une manière assez inconstante, mais chaque fois qu'elles ont paru, elles ont été accompagnées de la même série de phénomènes. La chorée de la tête paraît avoir augmenté ; la cachexie hystérique a eu quelque tendance à se développer. Je suis très-convaincu qu'un traitement approprié arrêtera tous ces accidents, et empêchera la manifestation de la cachexie hystérique.

Il est très-difficile, dans ce cas particulier, de dire avec précision quelle a été la raison de la dysménorrhée, mais il nous paraît incontestable que la congestion ovarique qui l'accompagne n'ait été la cause productrice des accidents hystériques à l'évolution desquels nous assistons en ce moment.

OBSERVATION XVI (1).

MAUVAISE SANTÉ HABITUELLE. — ATTAQUES D'HYSTÉRIE SURVENUES A LA SUITE D'UNE ÉMOTION MORALE. — MENSTRUATION RÉGULIÈRE. — A QUATORZE ANS, GROSSESSE. — DOULEURS SURVENUES LE SECOND JOUR DE L'ACCOUCHEMENT ET QUI DURENT PRÈS D'UN MOIS. — LE DEUXIÈME JOUR APRÈS QU'ELLE S'EST RELEVÉE DE COUCHES, DOULEURS DANS LE BAS-VENTRE AVEC FRISSON ET FIÈVRE. — AMÉLIORATION AU BOUT DE CINQ MOIS. — RÉAPPARITION DES RÈGLES SIX MOIS APRÈS L'ACCOUCHEMENT. — RÉCIDIVE A LA SUITE DU MARIAGE. — AMÉLIORATION MOMENTANÉE. AGGRAVATION A LA SUITE DE FRÉQUENTES ATTAQUES D'HYSTÉRIE. — DIMINUTION PRESQUE COMPLÈTE DES DOULEURS UTÉRINES. — ATTAQUES ÉPILEPTIFORMES.

E. V. est née d'un père épileptique et d'une mère très-nerveuse ; il ne lui reste qu'une sœur mal portante.

A 13 ans, une fâcheuse nouvelle provoque une première attaque hystérique, d'autres crises se succèdent peu nombreuses, mais violentes, avec ou sans causes. A 13 ans et demi, première apparition des règles qui durent huit jours et s'accompagnent de douleurs de reins et de coliques. Elles paraissent assez périodiquement tous les mois, précédées et suivies de flueurs blanches abondantes. Premiers rapports sexuels vers 14 ans et demi sans troubles de la menstruation. Quatre mois après E. V. devient enceinte, vomissements au début de la grossesse, puis du quatrième au huitième mois, douleurs continues dans le bas-ventre et les reins. A cette époque, une frayeur amène une perte, et, trois jours après, l'expulsion d'un enfant qui ne vécut qu'un mois.

Le lendemain de la couche, douleurs vagues dans le ventre, combattues seulement par des cataplasmes. Après un mois de repos au lit, la malade sort ; mais, le second jour, prise de froid et de malaise, elle se remet au lit pour quatre mois pendant lesquels, souffrances dans le bas-ventre et l'estomac, tympanite, aigreurs, nausées et douleurs s'irradiant vers les jambes, surtout à gauche. Au bout de quatre mois, vive douleur au niveau des dernières côtes droites. La malade entre à Beaujon, dans le service de M. Moutard-Martin. Après un mois de séjour elle sort soulagée, mais

(1) Bernutz et Goupil, *loc. cit.*, II, 1862.

conserve des douleurs dans le bas-ventre et vers le siége. Alors seulement (six mois après l'accouchement) réapparition des règles.

En novembre, elle se marie à regret, elle s'affecte, et les rapports sexuels la font souffrir. En outre, les attaques hystériques augmentent (3 à 4 par semaine). Les douleurs de bas-ventre et d'estomac, devenues plus fortes, engagent E. V. à prendre un lit dans le service de M. Boucher de la Ville-Jossy, à Saint-Antoine. On y diagnostique une pelvi-péritonite à gauche. Sangsues, julep éthéré ; cataplasmes, bains et injections émollientes et narcotiques.

Sortie soulagée, mais non guérie, les douleurs reviennent, les rapprochements sexuels sont impossibles, et les attaques d'hystérie se renouvellent chaque jour.

Enfin E. V., alors âgée de 16 ans, entre à la Pitié, dans le service de M. Bernutz.

Le ventre est un peu sensible vers la région hypogastrique et dans la fosse iliaque gauche. La sensibilité cutanée est irrégulièrement répartie sur le corps : hyperesthésie au niveau de la cinquième ou sixième apophyse épineuse dorsale, et au-dessus du pli de l'aine gauche à sa partie interne.

Lorsque la malade est au lit, elle n'éprouve que des douleurs supportables, mais, si elle se lève, la scène change. Les douleurs s'exaspèrent, surtout dans l'aine et la cuisse gauches. La flexion de la cuisse est forcée, et si la station debout se prolonge, défaillances, douleurs pulsatives du côté du rectum. La station assise n'est pas mieux tolérée. Le toucher, les rapports sexuels sont douloureux, ils causent des battements dans la fosse iliaque gauche. La miction, plus fréquente que normalement, est plus difficile que la défécation. La menstruation, qui est assez périodique, dure huit jours, est peu abondante, et ne s'accompagne de quelque difficulté que les deux premiers jours. Elle n'influe pas sur la marche des attaques d'hystérie. La leucorrhée persiste toujours, s'accroît et prend une consistance glaireuse au moment des règles.

Au toucher, dans le décubitus, on trouve un changement assez notable dans les rapports des organes de la génération, et dans le cul-de-sac gauche au niveau du canal utérin, on sent un très-petit noyau, douloureux, peu épais et contournant un peu le bord de l'utérus en arrière. La moindre pression dans les culs-de-sac latéraux et postérieurs est très-douloureuse. Voici les résultats obtenus par la mensuration :

De l'orifice vulvaire au col. . . . .   42 millim.
   »   »   au cul-de-sac antérieur. .   55   »
   »   »   au cul-de-sac postérieur. .   75   »

Quand la malade est debout, l'utérus est en antéversion, le corps en avant, le col un peu en arrière, s'appuyant sur le périnée, en sorte que, pour explorer le cul-de-sac postérieur, le doigt est obligé de soulever le col, de passer entre lui et le périnée et de décrire une courbe pour pénétrer dans le cul-de-sac postérieur.

Les mesures dans cette position sont les suivantes :
De l'orifice vulvaire au col. . . . .   35 millim.
   »   »   au cul-de-sac antérieur. .   60   »
   »   »   au cul-de-sac postérieur. .   85   »

Au spéculum, les tissus paraissent décolorés, et la paroi postérieure du vagin est dépouillée de son épithélium dans une petite étendue.

Du 1er février au 1er mars, les antispasmodiques et les opiacés, aidés de quelques douches froides, n'ont amené aucune décroissance dans les attaques hystériques. Celles-ci, du reste, paraissent dépendre de chagrin domestiques et de préoccupations morales. Elles ont été surtout nombreuses du 15 au 20 février, époque à laquelle elles se répétaient jusqu'à quatre à cinq fois par jour et duraient de 20 à 30 minutes.

Du 1er au 20 mars, les accidents s'amendent sensiblement, et la malade est dirigée sur le Vésinet. Elle en sort pour rentrer le 27 mars à la Pitié à la suite d'un nouvel accès d'hystérie. Jusqu'au 20 avril deux ou trois attaques seulement se montrent. Alors l'absence de douleurs permet à la malade d'aller et venir impunément.

Deux mois durant, E. V. reste hors de l'hôpital sans souffrir et sans revoir son écoulement leucorrhéique; mais en août, les crises nerveuses prennent une nouvelle intensité, revêtent une autre forme; devenues franchement épileptiformes, elles ont lieu presque tous les jours et même quelquefois deux fois par jour.

A l'examen, l'utérus est très-mobile et en antéversion marquée. Dans le cul-de-sac gauche existe une petite tumeur réniforme assez dure, peu douloureuse au toucher, formant une sorte de petit fer à cheval qui entoure le bord gauche de l'utérus à peu près au niveau de l'union du col et du corps, et bien nettement séparée de cet organe par un sillon assez profond.

OBSERVATION XVII (1).

HYSTÉRIE NÉE SOUS L'INFLUENCE D'UNE DYSMÉNORRHÉE.

Mademoiselle Amélie F... est âgée de 16 ans et quelques mois. Son père et sa mère sont bien portants. Quatre enfants sont morts de convulsions. La seule sœur qui reste est atteinte de chorée persistante, elle a neuf ans.

L'enfance de mademoiselle F... a été marquée par quelques convulsions et d'autres maladies, entre lesquelles, pneumonie, angine couenneuse, fièvre intermittente, rougeole, etc.

La première apparition des règles se fit vers 13 ans, sans le moindre accident, puis, absence complète de tout écoulement menstruel pendant trois mois; au bout de ce temps, il se manifeste de nouveau, mais en subissant presque périodiquement un retard de un ou deux mois chaque fois. Quelquefois pendant l'époque cataméniale, mais toujours après

(1) Recueillie par M. Pétel, élève des hôpitaux.

elle, des coliques très-violentes accusent la poussée congestive dont les ovaires sont le siége. Tout dernièrement, il nous
a été donné d'assister à l'évolution de ces angoisses ovariennes qui ont duré sans interruption pendant 18 heures,
ont cédé à quelques moyens appropriés, pour reparaître
ensuite. L'écoulement dure habituellement 3 jours ; il est
devenu un peu moins abondant qu'aux premières époques,
mais toujours d'un sang bien coloré. Pas de leucorrhée consécutive.

L'appetit est bon, quelquefois bizarre. La jeune personne
est parfois prise d'envies singulières, et, mise en présence
d'aliments qui lui plaisent, il lui arrive de manger avec
voracité et précipitation, puis des indigestions s'ensuivent.
Il y a quelque temps, j'ai été appelé en toute hâte pour conjurer l'état alarmant dans lequel l'avait mise une indigestion
de ce genre. La soif est presque toujours très-grande, la
constipation assez fréquente.

D'un caractère doux, notre malade est sujette à la mé-
lancolie, à la rêverie ; elle pleure facilement et sans motif.

Examen de quelques fonctions. A la plante des pieds,
la sensibilité tactile subit des alternatives d'hypéresthésie et
d'anesthésie. La marche détermine parfois de la douleur,
et d'autres fois mademoiselle F... perçoit à peine la sensation
du sol sur lequel elle repose ses pieds. La pression exercée
par ses mains donne un développement de forces musculaires
moyen.

Ajoutons que mademoiselle F... est nerveuse, qu'elle a
senti à différentes reprises la boule hystérique décrite par les
auteurs. Chez cette malade, de violentes céphalalgies alter-
nent avec de véritables attaques d'hystérie pour signaler la
présence des règles. La première crise hystérique remonte au
mois de mai 1868, elle est survenue pendant les règles à la
suite de l'ingestion trop précipitée et trop grande d'aliments
lourds, par un temps très-chaud. Depuis cette époque d'autres attaques se sont déclarées, coïncidant toujours avec les
règles et les régions des ovaires douloureuses, surtout à gau-

che. Mais un fait excessivement remarquable, que j'ignorais
complétement et dont M. le docteur Chairou m'a rendu
témoin, c'est l'insensibilité réflexe de l'épiglotte et du voile
du palais chez les hystériques. Pendant les attaques, en général, l'insensibilité est complète ; en dehors des attaques, les
hystériques sentent d'une manière *très-obtuse* le doigt qui
gratte l'épiglotte. Tout le monde sait le résultat qu'amènerait
aussitôt cette manœuvre chez une personne bien portante.
La séméiologie de l'hystérie, enrichie de ce signe presque
constant, encore si inconnu et pourtant si facile à vérifier,
n'en possède, il me semble, aucun d'aussi pathognomonique, surtout lorsqu'il coïncide avec la dysménorrhée et l'ovai-
ralgie.

OBSERVATION XVIII.

AMÉNORRHÉE ; MÉTRITE ; TRAITEMENT ANTIPHLOGISTIQUE ; AMÉLIORATION ; RE-
CHUTE ; PHÉNOMÈNES ; TRAITEMENTS DIVERS ; SAIGNÉE PLUS EFFICACE ; HYS-
TÉRIE (1).

Mademoiselle L... présente, dès l'âge de 15 ans, le développement extérieur qui caractérise l'entrée en puberté. Les
phénomènes qui préludent d'ordinaire à l'apparition des
règles se manifestent, pendant quelques mois, à des époques irrégulières, mais sans écoulement de sang ; chaque fois,
des douleurs de reins et de bas-ventre, une leucorrhée
modérée, de la courbature, un malaise général, la retiennent
au lit pendant 2 ou 3 jours. Plus tard, ces phénomènes affec-
tent une marche périodique très-régulière et deviennent de
plus en plus intenses et d'une plus longue durée. A la neu-
vième époque, l'engorgement prend le caractère de métrite
aiguë : douleurs hypogastriques et sacro-lombaires très-vio-

______

(1) F. Duparcque, *Maladies de la matrice*, I, *Altérations organiques
simples cancéreuses de la matrice*, 2e édition, 1839, p. 4. — A. Raciborski, *Traité de la menstruation, ses rapports avec l'ovulation, la
fécondation, l'hygiène de la puberté et de l'âge critique, son rôle dans
les différentes maladies, ses troubles et leur traitement*, 1868, p. 412.

lentes, tension de l'abdomen, vomissements spontanés, délire, fièvre, etc. Ces accidents cèdent à un traitement antiphlogistique prompt et actif.

Les époques menstruelles suivantes reviennent avec le même appareil de symptômes, tantôt plus, tantôt moins violents ; des phénomènes nerveux s'y joignent sous forme de suffocations, de palpitations, de convulsions, et parfois de catalepsie.

Des traitements rationnels et empiriques furent successivement, alternativement et simultanément mis en usage, mais sans succès. Les émissions sanguines, pratiquées au début des accidents, ont toujours été, de tous les moyens employés, celui qui a le plus efficacement prévenu la recrudescence.

On pense enfin que le mariage pourrait être avantageux ; il eut lieu à l'âge de 20 ans ; loin d'en être diminués, les phénomènes pathologiques sévirent avec plus de violence.

Cette dame avait 23 ans lorsque je fus appelé pour calmer les accidents auxquels elle était alors en proie ; c'était au commencement de juillet 1829. Elle était levée, mais ne pouvait se redresser à cause des douleurs qu'elle ressentait dans le bas-ventre, et qui se prolongeaient dans les reins, les aines, les fesses et la partie antérieure des cuisses ; elle se plaignait d'étouffements, de céphalalgies, le pouls battait 110 fois par minute ; il était dur et concentré, le teint général était frais et la figure animée. Le toucher me fit reconnaître le col de l'utérus court, épais et s'élargissant en se confondant avec le corps de l'organe que je pouvais sentir à travers la paroi vaginale en promenant le doigt autour du cul-de-sac ; il me parut développé comme à deux mois de grossesse, son orifice était entr'ouvert et rempli par une matière visqueuse ; le fond de l'organe était régulièrement sphéroïdal et à peu près du volume d'un œuf d'oie. Cet examen ne put se faire sans augmenter les douleurs ; un accès d'hystérie en fut le résultat. (Saignée d'une demi-livre, répétée le soir ; cataplasmes ; bains). Je conseillai un traitement antiphlogistique et résolutif prolongé et rigoureux ; mais la malade s'y refusa ; l'insuccès de tout ce qu'elle avait pu faire l'ayant persuadée que son état pouvait être seulement pallié, mais non guéri.

La malade avait été admise à l'Hôtel-Dieu, puis à la Charité, et là, on s'était assuré, par l'introduction d'un stylet qui avait pénétré jusque dans la cavité utérine, que l'aménorrhée et les accidents consécutifs n'étaient pas occasionnés par une imperforation ; la même exploration me fournit les mêmes résultats.

<h3 style="text-align:center">OBSERVATION XIX.</h3>

HYSTÉRALGIE PÉRIODIQUE IRRÉGULIÈRE D'ABORD, PUIS RÉGULIÈRE AVEC HYSTÉRIE ET COINCIDANT AVEC UN ENGORGEMENT DU COL DE L'UTÉRUS. — RÉSOLUTION DE CELUI-CI PAR UN TRAITEMENT ANTIPHLOGISTIQUE. — GUÉRISON DE LA NÉVRALGIE PAR DES PILULES DE MÉGLIN A HAUTE DOSE (1).

Madame M*** a perdu son mari à l'âge de vingt-six ans, elle n'a pas eu d'enfants, ce qu'on attribue à l'ardeur de son tempérament, qui depuis lui rendit impossibles les privations du veuvage. D'un autre côté, la crainte de devenir mère la forçait à ne se satisfaire que d'une manière incomplète. Il en résulta un état douloureux d'excitation des organes génitaux ; les règles devinrent de moins en moins abondantes, bien que paraissant toujours aux époques ; bientôt des douleurs aiguës se manifestèrent, elles étaient d'abord fixées comme au bas de la région sacrée, mais, dans leur période d'accroissement, elles s'irradiaient de ce centre, aux reins, aux parties externes de la génération, au col de la vessie, où elles produisaient des envies fréquentes d'uriner ; elles diminuaient au bout de quelques minutes, ou disparaissaient brusquement pour reprendre de la même manière. Lorsqu'elles devenaient intolérables, ce qui arrivait principalement aux époques menstruelles, ou quand la

Duparque, *loc. cit.*, 2ᵉ édition, I, 1839, p. 83 et suiv.

malade éprouvait de la contrariété, elles occasionnaient des phénomènes hystériques généraux, parfois très-alarmants. La durée totale de ces accès était de une à six heures ; ils revenaient quelquefois à deux reprises dans la même journée, mais le plus ordinairement ils mettaient de un à deux ou trois jours d'intervalle. On était parvenu plusieurs fois à calmer ces accidents par des émissions sanguines, des bains, des préparations opiacées, un régime lacté, le séjour à la campagne. Leur retour plus violent que jamais engagea un ami de cette dame à me prier de la venir voir et de lui donner mes soins : elle était alors assez calme (24 avril 1828 à 10 heures du matin), les règles avaient paru, mais à peine, huit jours auparavant, depuis, les accès de douleur étaient revenus tous les jours, tantôt une fois, tantôt deux ; elle éprouvait de plus que de coutume un sentiment pénible de pesanteur avec des épreintes qui l'obligeaient à faire des efforts d'expulsion, comme pour l'accouchement ou l'excrétion alvine. Je m'occupais beaucoup alors de l'étude clinique des maladies de l'utérus ; je trouvai par le toucher l'utérus abaissé, son col appuyé sur la fourchette, du volume d'une noix et paraissant incompressible ; il était d'une sensibilité assez grande, car le toucher donna lieu à des douleurs sacro-lombaires, et réveilla le ténesme utérin. Je crus alors pouvoir expliquer tous les accidents auxquels était en proie cette veuve de trente-deux ans. La descente de matrice était occasionnée par l'engorgement inflammatoire chronique de la matrice ; de là résultaient aussi et la dysménorrhée et les douleurs. L'expérience du passé me fit promettre une guérison possible, et, pour l'obtenir, je soumis madame M*** à un repos absolu, le siége tenu élevé ; je fis des émissions sanguines par la lancette et par les sangsues appliquées à plusieurs reprises sur le bas-ventre ; je conseillai des cataplasmes, des bains, des injections émollientes et narcotiques, la diète presque complète.

Après quinze jours de ce traitement, très-exactement suivi, l'utérus était remonté à sa place naturelle, le ténesme utérin, le sentiment de pesanteur dans le bassin, avaient disparu, mais le col de l'utérus conservait le même engorgement ; les accès de douleurs et d'hystérie, d'abord affaiblis et suspendus même pendant cinq jours, avaient récidivé la veille, l'avant-veille et le jour même.

Le 16 de mai, j'applique huit sangsues au col utérin ; l'introduction du spéculum fut très-douloureuse ; les piqûres de sangsues furent à peine senties. Continuation des autres moyens prescrits ; apparition des règles pendant la nuit, et disparition le lendemain matin. Le 17, le col est moins volumineux, mais surtout plus souple ; il a repris presque son volume ordinaire le 19 ; néanmoins les accès de douleurs reparaissent tous les jours, mais à des heures irrégulières.

Je prescris les pilules dites de Méglin (composées d'extrait de jusquiame noire, d'extrait de valériane et d'oxyde de zinc un grain de chaque) à la dose de six par jour. Le 20, l'accès a eu lieu la veille au soir comme de coutume et avec autant de violence : huit pilules ; elles provoquent quelques éblouissements, des nausées ; le soir il n'y a pas d'accès. Dix pilules le 21 ; je fais ensuite diminuer graduellement la dose jusqu'à ce que la malade n'en consomme que trois par jour, dose qu'elle continue de prendre jusqu'au 15 de juin. A cette époque les règles viennent avec une abondance inaccoutumée ; depuis le 20, il n'y a pas d'accès ; la malade a pris en tout cent quinze pilules de Méglin, sur l'usage desquelles j'ai insisté aussi longtemps, afin de détruire bien complétement la disposition qu'une névralgie aussi ancienne aurait pu avoir à récidiver.

Cette dame est partie en août pour le Havre, où elle a dû prendre des bains de mer, pour faire cesser une leucorrhée qui lui était survenue depuis sa guérison.

OBSERVATION XX.

HYSTÉRIE CONFIRMÉE. — INFLUENCE DE LA DYSMÉNORRHÉE. (1)

Mademoiselle Her..., âgée de vingt-deux ans, a été très-difficile à élever ; des symptômes variés ayant résisté à une foule de traitements, on finit par leur soupçonner une origine syphilitique héréditaire. On eut recours aux moyens indiqués en pareille circonstance; on les varia, on les réitéra sous toutes les formes, par toutes les voies. L'époque de la puberté approchait, la menstruation s'établit difficilement, puis se régularisa. Il paraît que, depuis le moment de la naissance jusqu'au moment où je fus appelé à donner des soins à cette intéressante personne, elle n'avait cessé un seul instant d'être dans des traitements plus ou moins actifs ; aussi sa constitution était-elle extrêmement frêle. Son système nerveux surtout s'était monté à un dégré d'éréthisme, de susceptibilité, d'irritabilité, de mobilité extraordinaire. De là des accès dits d'hystérie fréquents, éclatant à la plus légère cause physique ou morale ; c'étaient des alternatives de rires désordonnés et de pleurs intarissables, de muettes hébétudes ou de cris de désespoir, d'immobilité comme paralytique ou cataleptique et d'horribles convulsions, d'éclairs d'intelligence supérieure, ou d'idiotisme ou de fureur. L'approche des époques menstruelles ramenait ou exagérait encore cet état quelquefois péniblement plaisant, le plus souvent déchirant.

Il est peu de médecins de Paris un peu haut placés en réputation, qui, à ce portrait, ne se rappelleront le sujet de cette observation. La plupart ont été successivement consultés. Je fus appelé à mon tour à l'occasion d'une de ces crises qui paraissait plus violente que les autres, dont les accès semblaient depuis quelque temps croître en intensité, 'en

(1) Duparcque, *loc. cit.*, 2ᵉ édition, 1839, p. 101 et suiv.

CHAIROU, Hystérie. 7

durée et en fréquence, malgré et peut-être à cause des moyens que chacun avait cru devoir employer. L'époque des règles était arrivée et cependant, comme d'ordinaire, elles s'établirent avec difficulté ; la face était congestionnée, le pouls était plein, dur, developpé. Je pratiquai une saignée du bras, non sans quelque difficulté ; je fis appliquer de l'eau froide sur la tête en même temps que des cataplasmes chauds sur le bas-ventre, et prescrivis une potion calmante. Néanmoins l'accès dura encore plusieurs heures, seulement il diminua de violence ; puis survinrent encore quelques retours, et enfin une suppression complète. Les règles coulaient ; je conseillai de proscrire tout médicament interne, de se borner à un régime adoucissant et de faire usage de bains répétés et prolongés dans une forte infusion de fleurs de tilleul. Il y eut un calme bien plus marqué et plus prolongé. Mais j'appris alors que la malade était fatiguée par une leucorrhée abondante. On attribuait, peut-être avec quelque raison, l'aggravation des accidents survenus depuis quelque temps aux médicaments conseillés dans l'intention de guérir cet écoulement. J'obtins avec beaucoup de peine de visiter les parties malades ; la vulve et le vagin étaient d'une sensibilité exquise, la muqueuse de ce canal était d'un rouge vif et suintant une mucosité puriforme abondante. Je combattis cette vaginite par l'application immédiate de sangsues (10 petites sangsues), les injections émollientes tièdes, les demi-bains prolongés.

L'inflammation tombée, je pus toucher et spéculiser l'utérus que je trouvai dans l'état naturel. La leucorrhée continua ; j'essayai avec succès les injections de solution de nitrate d'argent (1 gramme par once d'eau distillée) ; une seule suffit pour modérer beaucoup l'écoulement, mais elle avait occasionné des douleurs si violentes, quoique momentanées, que la malade ne voulut plus les continuer. Mais, chose remarquable, ces accès hystériques ne parurent plus qu'à l'époque menstruelle suivante ; comme toujours elle s'annonça par des douleurs dans le bas-ventre, s'irradiant aux lombes, aux aines, aux cuisses, obligeant mademoiselle H..... à se tenir courbée.

Je fis insister sur les moyens précédemment employés. Aux époques suivantes, mêmes résultats. C'était beaucoup déjà d'avoir réduit les accès à ces retours périodiques, et qui avaient permis à la santé générale de prendre un caractère des plus satisfaisants et jusque-là inconnu.

Mais ce n'était pas encore assez. Je résolus de mettre en usage l'ammoniaque qui m'avait surtout réussi dans des cas analogues de dysménorrhée douloureuse. Voici la prescription que je fis :

Ammoniaque liquide............... 6 gouttes.
Sirop de sucre................. 90 grammes.

Enfermez dans un flacon bouché à l'émeri ; à prendre dès les premières douleurs hypogastriques une cuillerée dans un verre d'infusion de feuilles d'oranger. Les douleurs cessèrent comme par enchantement, et, depuis, les accès hystériques ne se sont plus montrés.

OBSERVATION XXI.

HYSTÉRIE CONFIRMÉE. — DYSMÉNORRHÉE (1).

Sophie S..., d'un tempérament nerveux, contrariée dans ses premières inclinations, et souvent par cela même exposée à des scènes désagréables de la part de sa famille, éprouve, à la suite d'une de ces querelles, une suspension subite de ses règles, celles-ci paraissent à peine aux époques suivantes et sont accompagnées de douleurs de bas-ventre, provoquant parfois des accès hystériques. Plus tard, ces accès se reproduisent pour la plus légère cause ; je suis appelé pendant un de ces accès, beaucoup plus violent que les précédents, et dont la prolongation inspirait les plus vives inquiétudes. J'appris que c'était l'époque des règles

____

(1) Duparcque, *loc.. cit*, p. 105 et suiv.

et que la jeune fille venait d'éprouver une grande contrariété ; elle était âgée de dix-sept ans et demi, réglée depuis
l'âge de quinze ans, et avait éprouvé son premier dérangement menstruel, il y avait sept ou huit mois. Je la trouvai
à mon arrivée sans connaissance, et d'une immobilité paralytique, interrompue par des soubresauts généraux fréquents ; les lèvres sont colorées, les paupières sont closes et
tremblotantes, les pupilles contractées, les conjonctives in-
jectées (Douze sangsues à la vulve, cataplasmes sinapisés
aux pieds). L'accès cesse à mesure que le sang coule ; de
nouveaux accès reviennent à des intervalles variés, la dysménorrhée continue ; il s'établit une leucorrhée d'abord
périodique comme les règles, et correspondant aux mêmes
époques, qui vienne sans interruption.

D'après le conseil de quelques médecins et le mien même,
on maria cette jeune personne à un jeune homme de son
choix, en 1818 ; la première nuit elle éprouve des douleurs
qui lui font redouter de nouvelles approches, la seconde
nuit, accès hystérique très-violent ; les règles manquent à
l'époque où elles étaient attendues ; et comme la jeune
femme avait des nausées, de l'inappétence et des vomissements, on soupçonna qu'elle était enceinte.

J'avais acquis toute la confiance de cette dame par les
soins que je lui avais déjà donnés plusieurs fois, et surtout
parce que mon opinion avait été d'un grand poids pour en-
gager sa famille à la marier selon ses goûts ; elle me fit
donc appeler pour la diriger dans sa prétendue grossesse et
me confier son accouchement. Elle se croyait enceinte de
quatre mois ; cependant elle avait considérablement maigri,
ce qui donnait à son ventre météorisé encore plus de relief ;
les seins s'étaient affaissés. En explorant l'hypogastre, je
sentis derrière le pubis une tumeur sphéroïdale dure et douloureuse, dont la compression faisait éprouver à la malade
de la pesanteur et de la douleur dans le bas des reins. Le
toucher me convainquit que cette tumeur était formée par
la matrice, mais développée seulement comme à deux mois

et demi ou trois mois de grossesse ; son col était plus long
d'un demi-pouce, du volume d'une grosse noix et très-dur.
Y avait-il grossesse? Je demandai quelque temps avant de
me prononcer, et je fis au préalable une saignée de quatre
palettes. Quinze jours après, les choses étant. dans le même
état, je soupçonnai une métrite ; je répétai la même saignée
et prescrivis un régime doux et léger, des bains de siége
tièdes et prolongés, l'abstinence complète du coït. Les vomissements s'arrêtèrent,.les douleurs hypogastriques et sacrées
cessèrent aussi en partie ; un peu de sang parut à la vulve,
et aux époques suivantes les règles coulèrent comme avant
le mariage : l'appétit revint, les forces se rétablirent et la
malade reprit de l'embonpoint. L'hiver se passa assez bien.
Au printemps le mari fut obligé de s'absenter pour terminer
des affaires de famille et veiller à la liquidation d'un héritage.
Pendant ce temps la jeune dame se rendit chez une de
ses tantes à la campagne aux environs de Paris, et là se mit
à l'usage exclusif du laitage et des légumes frais. Les accès
d'hystérie se suspendirent ; les règles redeviennent plus
abondantes, et peu après la réunion des époux qui se fit en
août, une véritable grossesse eut lieu, mais, à cinq mois et
demi, il y eut avortement. Dix mois après nouvelle grossesse
et nouvel avortement avant l'expiration des six mois. Enfin,
au mois de mars 1823, nouyel avortement, encore à trois
mois de grossesse; l'utérus reste alors gonflé, dur et douloureux ; mais la malade, tout entière aux soins que réclame
l'état de son mari, parvenu au troisième degré d'une
phthisie pulmonaire, se négligea elle-même.

Devenue veuve, et continuant de souffrir, elle se soumet
pendant quatre mois à un traitement que je lui prescrivis,
et qui fut celui-ci : saignée tous les mois, repos, régime
léger, frictions à la partie interne des cuisses avec une pom-
made. de calomélas. Les règles reviennent enfin facilement
et abondamment, la santé se consolide, et, dans la crainte de
voir les mêmes accidents se renouveler, madame *** refuse
de nouveaux liens.

Dans ces trois observations, très-intéressantes, nous voyons que l'auteur attribue l'affection nerveuse à une altération de l'utérus; mais, en se reportant à tous les phénomènes décrits avec tant de soin par nous et qui s'enchaînent avec une si rigoureuse logique, il est impossible de ne pas reconnaître la corrélation intime qui existe dans ces cas entre l'hystérie et l'altération ou la perversion du fonctionnement des ovaires. Les lésions de l'utérus seul n'exercent aucune influence sur la perturbation sensoriale. C'est du reste un fait très-remarquable à observer. Tous les observateurs qui se sont livrés à l'étude de l'hystérie ont toujours cherché à établir une corrélation entre la modalité nerveuse et l'état morbide de l'utérus.

L'étude minutieuse que nous avons faite nous permet d'affirmer que les altérations de la matrice n'ont aucune action sur l'hystérie, à moins que ces altérations n'aient une action directe sur les ovaires. Dans ce cas, au contraire, l'hystérie se développera fatalement, mais l'affection première pourra exister d'une manière absolument indépendante.

VIII

L'hystérie est une affection, commune très-fréquente dans tous les pays, fréquente dans toutes les professions.

Je crois que l'hystérie doit exister dans tous les pays de la terre, mais je puis affirmer qu'elle est très-fréquente dans tous les pays de l'Europe.

En Angleterre comme en Allemagne, en Espagne

comme en Italie, en Grèce, en Turquie, en Suède, en Norwége, en Russie, cette affection est très-commune.

Je ne sache pas non plus qu'aucune profession en mette à l'abri.

On a pensé et on pense encore que toutes les classes aisées de la société y sont beaucoup plus sujettes que les classes pauvres. C'est là une erreur.

La femme désœuvrée de la société n'y est pas plus exposée que la femme du peuple qui vit de son travail.

C'est qu'il est urgent de ne pas confondre l'hystérie avec ce qu'on désigne sous le nom bien vague de vapeurs, de migraines, d'agacements, etc.

Ces dernières affections peuvent être occasionnées par le désœuvrement, la vie sédentaire, l'air confiné des appartements, l'abus des odeurs fortes, la surexcitation intellectuelle ou morale, l'abus du théâtre, des soirées, etc.

Toutes ces causes sont presque sans influence sur l'hystérie ; celle-ci exige impérieusement, pour se développer, la congestion, la compression ou la perversion de vitalité des ovaires.

Elle n'est donc pas l'apanage de la richesse, mais elle est le lot presque fatal de toutes les femmes mal menstruées ou douloureusement menstruées.

On peut dire cependant que toutes les professions qui nécessitent une vie assise et sédentaire y prédisposent plus que celles qui nécessitent une vie active.

Voici un tableau recueilli à l'Asile du Vésinet, qui confirme ce que j'avance. Il contient non pas le chiffre total des hystériques observées, bien qu'envoyées convalescentes d'une autre maladie, mais les hystériques envoyées avec ce diagnostic des hôpitaux de Paris.

ANNÉE 1867.

Domestiques. Nombre total de l'admission, 1660 Hystériques, 28
Couturières.   —   —   590   —   16
Modistes.   —   —   269   —   10
Brocheuses.   —   —   82   —   4

ANNÉE 1868.

Domestiques. Nombre total de l'admission, 2352 hystériques, 52
Couturières.   —   —   952   —   42
Artistes.   —   —   404   —   10

Je ne parle que des malades envoyées des hôpitaux, et qui avaient été traitées d'une affection hystérique. Les cas observés dans le service sont beaucoup plus nombreux. Mais, si faible que soit le chiffre que je présente, il prouve que l'hystérie n'est pas une affection spéciale aux classes riches.

Il prouve encore que les couturières (profession assise), donnent proportionnellement un chiffre plus élevé que les domestiques (profession relativement active).

J'ai voulu chercher si le travail à la mécanique prédisposait à l'hystérie. Cette profession existe depuis trop peu de temps pour me permettre une certitude à ce sujet.

Le nombre des mécaniciennes n'a été que de 34 en 1867, de 90 en 1868, et sur les 90 une seule est notée comme hystérique.

Une seule classe paraît avoir relativement à l'hystérie une immunité relative, mais non absolue ; je veux parler de la classe des paysannes.

Chez celles-ci, en effet, cette affection est fort rare.

Je ne la rencontre que très-exceptionnellement chez les femmes de cette catégorie qui constitue une grande partie de ma clientèle de campagne, et chez lesquelles, grâce au grand exercice en plein air, à la vie active et très-sobre, à l'absence de toute passion et de surexcitation génésique, les organes sexuels sont dans un état d'intégrité relative très-remarquable.

Cette immunité des paysannes n'est pas spéciale à l'hystérie, mais à toutes les névroses et aux affections catarrhales.

L'âge adulte prédispose singulièrement à l'hystérie, mais il n'y a là rien qui ne soit facilement explicable.

On peut dire qu'à dater du moment où l'ovaire commence son développement jusqu'au jour où il a perdu l'exercice de ses fonctions, la maladie est possible.

J'ai connu une jeune fille de onze ans, bien conformée, bien chaste, parfaitement élevée qui, pendant une année entière, a eu les accidents les plus effroyables ; chez laquelle toutes les bizarreries de cette maladie se sont développées, et qui a fini par succomber à une affection intercurrente.

Une autre, du même âge, que j'ai soignée avec le docteur Gendrin, appartenant à la meilleure famille, n'ayant jamais quitté sa mère, parfaitement élevée, qui a été frappée petit à petit d'accidents hystériques peu à peu convulsifs, et qui ont abouti à une paralysie complète.

Je dois ajouter qu'aujourd'hui les fonctions menstruelles sont normales, parfaitement établies ; la jeune malade se porte très-bien, et n'a plus trace d'accidents hystériques. Il est bon d'ajouter encore que, pendant cette période de maladie, cette enfant, loin de diminuer et de maigrir, a pris un développement excessif. Les reins se sont développés, les hanches se sont élargies. Les membres ont pris de la force, et notre malade âgée de quinze ans paraît en avoir en réalité dix-neuf.

Dans le cas particulier que je mentionne ici, et qui pourrait fournir le sujet d'une énorme observation, les accidents hystériques (paralysie des jambes, mouvements nerveux, spasmes de la glotte et du pharynx, etc.) ont coïncidé avec la congestion ovarique qui précède la menstruation. La douleur dans les deux flancs et la tympanite coexistant avec l'âge très-jeune de l'enfant ont fait croire pendant les premiers jours à une fièvre muqueuse, ou de croissance. Au bout de quelque temps, cette jeune fille était à son piano, prenait sa leçon. Elle a voulu se lever, pour aller chercher quelque objet, mais elle est tombée par terre. Ses jambes étaient paralysées. Elle se traîna sur ses genoux pour appeler au secours. A dater de cette époque, l'affection hystérique s'est développée régulièrement, et ses différents symptômes n'ont laissé subsister aucun doute sur le diagnostic.

A partir du jour de l'apparition des règles, tous les phénomènes ont disparu ; et comme les règles se font normalement et sans douleur, la santé est restée parfaite pendant les quatre ans que j'ai observé attentivement cette jeune malade.

A côté de ces exemples d'une précocité exceptionnelle, je puis en citer d'autres qui présentent le fait inverse. Ainsi, je donne en ce moment des soins à une dame de 49 ans, qui a commencé, il y a deux ans, à avoir un dérangement dans les époques menstruelles, et à souffrir dans la fosse iliaque gauche. Cette malade est toujours dans un état hystérique tellement inquiétant que maintes fois on doit envoyer chercher le médecin au milieu de la nuit. Je dois ajouter qu'elle refuse avec persistance de s'astreindre à aucune espèce de médication.

J'ai connu une autre malade âgée de 52 ans, qui, pendant les six derniers mois de sa ménopause, a eu des accidents hystériques très-considérables.

Tous ces exemples prouvent bien que l'affection dont nous nous occupons se relie d'une manière intime à l'évolution des ovaires.

IX

La durée de la maladie est toujours longue, le pronostic grave, la terminaison souvent favorable. La cachexie f hystérique peut conduire à la tuberculisation et à la mort.

J'ai développé, dans le cours du présent travail, mes idées relatives à la durée de la maladie ; j'ai montré, pour ainsi dire, une longue période d'incubation précédant d'une manière latente et insensible l'explosion palpable de la maladie. Quant à la durée totale de l'affection, il n'y a pas de loi à cet égard, mais cette durée est toujours fort longue.

On peut dire que d'une manière générale toutes les

affections des ovaires sont des affections à longue portée. Les désordres des fonctions menstruelles entraînent toujours des délais considérables. Aussi l'hystérie, qui marche parallèlement avec ces maladies, et qui laisse souvent subsister des altérations sérieuses après que l'affection principale est guérie, obéit à la même loi. Sa durée minimum est de plusieurs mois ; son maximum de plusieurs années.

En général, dans le très-grand nombre de cas, elle se termine par la guérison. Nous disons dans le très-grand nombre des cas, mais pas toujours.

Il y a quatre genres de terminaison mauvaise, dont deux mortelles. La moins funeste est la persistance de ces contractures qui restent pendant la vie entière, en laissant des difformités incurables, des infirmités désolantes.

Un autre mode de terminaison est la folie.

L'ébranlement des facultés cérébrales peut persister fort longtemps ; mais en général, dans ce cas particulier, la désorganisation de toutes les fonctions suit de près la désorganisation du système nerveux, et la malade succombe à une maladie intercurrente.

Enfin, dans quelques cas, très-rares il est vrai, la maladie se termine par la mort, soit par apoplexie, soit par asphyxie.

Par apoplexie : lorsqu'une attaque très-vive ou une série d'attaques successives ont déterminé la congestion cérébrale et le coma. Après, la mort arrive lentement dans l'espace de quelques jours. Ou bien, elle arrive brusquement lorsqu'il y a rupture d'un des vaisseaux intra-crâniens.

Par asphyxie : lorsque, l'épiglotte se trouvant abaissée sur tout l'orifice supérieur du larynx, la paralysie du mouvement réflexe étant complète, la respiration s'arrête. Lorsque la mort est imminente, dans ces crises violentes, il n'y a que deux remèdes : ou bien ouvrir la mâchoire de force, et aller relever l'épiglotte en attirant violemment la langue en avant; ou bien pratiquer sur-le-champ la trachéotomie, et introduire le tube si l'ouverture de la bouche est impossible.

X

Le traitement de l'hystérie doit surtout consister dans le traitement des ovaires.

Mais, avant d'aborder l'histoire du traitement de l'affection, nous nous trouvons en présence de la question du mariage chez les jeunes filles.

Doit-on, en général, marier une jeune fille qui a présenté des symptômes d'hystérie? Il y a là une grande division d'opinions à cet égard. Hippocrate dit oui. Galien dit non.

Un grand nombre de médecins, le plus grand peut-être, prescrivent le mariage comme remède.

Le mariage a été de tout temps en honneur chez presque tous les peuples. Les célibataires étaient toujours mal vus. Chez les Romains, on ne les admettait pas pendant longtemps comme témoins. Les Spartiates avaient constitué une fête spéciale destinée à faire fustiger les célibataires par les femmes sur une place publique. En Allemagne, les hommes non mariés ne pouvaient disposer de leurs biens qui appartenaient de droit à l'État. Les Chinois, les Hindous et les Persans marient leurs enfants mort-nés afin que leurs âmes ne soient pas obligées ensuite d'errer sur la terre comme expiation du célibat (1).

D'une manière générale, on peut dire que le mariage est l'état normal des sociétés civilisées comme des lois naturelles. Mais, avant de traiter cette question, nous sommes obligés d'entrer dans quelques considérations générales, et de faire appel, comme nous l'avons toujours fait dans le cours du présent travail, aux notions de la Physiologie comparée.

Les législateurs des divers pays ont établi une règle pour fixer un minimum d'âge au-dessous duquel la femme est considérée comme impropre à contracter mariage. Cet âge minimum varie de 14 à 16 ans suivant les différents pays. Il coïncide avec l'époque moyenne de l'apparition des règles. Mais cette loi ne doit avoir qu'une influence médiocre sur les déterminations du médecin, et sur les conseils qu'il doit donner aux familles qui le consultent.

Lorsque le médecin est consulté, il doit penser que deux ordres d'individus seront intéressés à sa réponse : d'une part, les personnes qui doivent contracter alliance; d'autre part, les enfants qui doivent naître de cette alliance.

Si nous ne considérons que les parents, nous nous trouvons en présence des lois formelles de la nature. Tout mariage contracté chez des individus trop jeunes

(1) Raciborski, *Traité de la menstruation*. Paris, 1868, p. 322.

a pour résultat de les flétrir avant le terme moyen de l'existence.

Tous les arbres fruitiers que nous poussons à rapporter trop jeunes meurent beaucoup plus vite que ceux que nous abandonnons aux lois naturelles.

Même résultat si nous examinons ce qui se passe chez les animaux. En ne prenant pour exemple que ceux qui vivent dans la familiarité de nos maisons, le chien et le chat, par exemple, il est d'observation journalière que ces animaux, livrés trop jeunes à l'acte de la reproduction de l'espèce, restent chétifs, d'aspect misérable, sujets aux maladies, et n'atteignent jamais un âge avancé.

Tous les hommes distingués qui se sont occupés du perfectionnement des races animales savent très-bien, et professent que la brebis reste chétive lorsqu'elle a été livrée au mâle à l'âge de 3 ans.

Mêmes observations si nous considérons la jument, la vache, la chèvre, etc.

Aucun animal ne saurait impunément être fécondé trop tôt, à une époque trop rapprochée de son âge nubile.

Si, au lieu d'examiner la question au point de vue des parents, nous l'examinons au point de vue des enfants, nous trouvons les mêmes résultats.

Tous les individus issus de rapports trop prématurés naissent frêles et débiles, impropres à la vie et à la santé.

Règle générale, admise par tous les zooculteurs : les forces physiques de l'enfant semblent tenir presque exclusivement de la mère. Ainsi, les jeunes poulettes de nos basses-cours pondent toujours de petits œufs quelles que soient la force et la beauté du coq qui les a couvertes.

Les éleveurs recherchent toujours, comme reproducteurs, des juments, des génisses et des brebis d'un âge mûr et d'une constitution robuste. Ils savent très-bien qu'une jument trop jeune donnera toujours naissance à un poulain débile, qui restera de santé délicate, d'une éducation difficile, et qui supportera mal la fatigue.

Si, sortant des classes animales, nous considérons attentivement la question de la race humaine, nous trouvons la reproduction de la même loi.

Tout enfant né d'une mère trop jeune ou ne vient pas à terme, ou bien vient frêle et chétif, et a bien des chances de ne pas vivre.

Si, appliquant les connaissances dont nous venons de donner le résumé, nous cherchons à élucider la question du mariage des hystériques, il faut tout d'abord avoir recours au Traité de M. Briquet, qui a étudié la question à un point de vue scientifique et statistique très-curieux.

Et nous trouvons mentionnée cette loi, c'est que plus de la moitié des invasions de l'hystérie, et, par hystérie, l'auteur entendait seulement la crise hystérique, l'accès qui n'est que la forme exceptionnelle de la maladie, se produisent de la puberté à l'âge de 20 ans (1).

En même temps que les règles apparaissent, il se produit, dans l'organisme, des changements considérables.

(1) Briquet, *Traité clinique et thérapeutique de l'hystérie*, Paris, 1859.

Les règles ne sont que la manifestation de l'ovulation, de la faculté nouvelle de la femme de pouvoir être
apte à la reproduction. Mais l'ovaire est, chez la femme,
l'organe le plus important. On pourrait dire que toute
la femme est dans les ovaires. Aussi, dès que se manifeste le travail qui doit produire cette fonction essen-
tielle, tout le reste de l'individu fait des efforts considérables, tous les organes sont le siége de modifications
importantes dont le résultat doit être de transformer
du tout au tout l'organisation individuelle. Mais aussitôt née, cette fonction nepeut entrer impunément sur-
le-champ en travail, surtout quand cette fonction doit
transformer en quelque sorte d'une manière radicale
les facultés morales, physiques et intellectuelles.

D'où résulte formellement pour nous, en dehors de
toute cause morbide, de toute préoccupation individuelle, de toute considération exceptionnelle, l'obliga-
tion de conseiller le mariage très-tard.

Il est mauvais qu'une jeune fille contracte le mariage avant l'âge de 20 ans. Elle ne le fera qu'à son
détriment, au détriment de ses enfants, et souvent au
détriment de son mari, de sa famille et de son bonheur
futur.

D'autre part, voyons avec soin l'influence du mariage
sur l'hystérie.

Ici encore nous devons avoir recours aux statistiques
de notre savant maître, M. Briquet.

M. Briquet est le premier médecin, en effet, qui ait
appliqué la statistique à la solution de ces difficiles et
épineuses questions.

Sur 98 femmes ayant des *accès* d'hystérie, et dont

l'observation a été soigneusement suivie et analysée, voici ce qui est noté :

Sur 50 d'entre elles, le mariage a exercé une action nuisible.

Sur 31, il n'a exercé aucune espèce d'influence.

Mais l'auteur a soin de faire observer que ce résultat favorable ne doit pas être attribué à l'acte du mariage lui-même, mais à la soustraction de ces jeunes filles aux déplorables conditions dans lesquelles elles se trouvaient antérieurement (1).

Je sais bien que ce tableau s'adresse à des femmes ayant eu des accès d'hystérie, ce qui n'implique pas l'hystérie au début, telle que nous la comprenons, mais il n'en a pas moins une immense valeur au point de vue de la question qui nous occupe.

La thèse que je me suis efforcé de soutenir combat donc complétement l'opinion ancienne qui préconise les rapports sexuels comme remède absolu de l'hystérie.

Je ferai, en outre, observer qu'un très-grand nombre de femmes mariées sont ou deviennent hystériques. Beaucoup le deviennent même à la suite d'une couche ou d'une fausse couche, lorsque celle-ci est suivie d'une inflammation des ligaments larges, ou d'une ovarite.

Je ne nie pas que dans certains cas le mariage n'ait donné de bons résultats ; je ne nie pas que la satisfaction morale, le changement d'existence, souvent l'énorme perte de sang qui accompagne presque toujours

(1) Briquet, *op. cit.*, page 620.

l'accouchement ne puisse avoir une influence heureuse sur la maladie; mais je crois qu'il ne faut pas trop s'y fier.

Je donne, en ce moment, mes soins à une jeune dame, mariée depuis plusieurs mois seulement, à l'âge de 21 ans. Jeune fille, elle avait toujours joui d'une bonne santé, la famille n'a aucun antécédent morbide, elle-même a toujours mené une vie suffisamment active.

Trois mois après son mariage, cette jeune femme eut un retard dans ses règles; à la suite d'une marche forcée, il y eut fausse couche de six semaines environ. A la suite de cette fausse couche et d'une imprudence, inflammation du ligament large du côté gauche, puis phénomènes réflexes d'abord, bien franchement hystériques ensuite. Ainsi, dans ce cas particulier, on peut dire et affirmer que le mariage a bien, sans aucun doute, été la cause occasionnelle des accidents. La jeune fille n'avait jamais eu rien de semblable auparavant.

J'ajouterai que la malade m'a affirmé maintes fois, et son mari m'a confirmé, à diverses reprises, que pour elle, bien qu'elle aimât très-sincèrement son mari, le rapprochement sexuel avait toujours été, sinon doulou‑ reux, au moins désagréable.

Nous voilà bien loin des idées qui mettent l'hystérie et la nymphomanie sur la même ligne.

Il serait facile de multiplier les exemples pour prou‑ ver que, loin d'encourager au mariage les jeunes filles hystériques, il ne faut l'autoriser que lorsque les fonc‑ tions menstruelles seront parfaitement régularisées, et lorsque l'insensibilité de l'épiglotte aura totalement disparu, et, par suite, lorsqu'il n'y aura plus crainte de voir se développer, à bref délai, la cachexie hystérique.

En se reportant à tout ce que nous avons dit dans le cours du présent travail, on comprendra que le point capital du traitement de l'hystérie doit consister dans l'hygiène.

La cause la plus fréquente de l'affection hystérique est sans contredit l'ovulation.

La congestion qui se passe dans les ovaires à l'époque de la formation de la femme, l'influence du paroxysme nerveux de ces organes, l'état d'éréthisme de tout l'organisme, les modifications qui s'opèrent dans toutes les fonctions suffisent pour expliquer la filiation des différents phénomènes. Pour peu que les ovaires soient congestionnés outre mesure, pour peu que la circulation extra-utérine ne soit pas parfaite, il y aura presque fatalement paralysie du mouvement réflexe de l'épiglotte, et par suite hystérie menaçante.

C'est donc dans les années qui précèdent et qui suivent l'ovulation de la femme qu'il faut apporter le plus grand soin, la plus extrême attention.

Malheureusement, nous devons dire que, depuis bien des années, on se préoccupe bien moins des facultés physiques que des facultés intellectuelles.

La jeune fille est littéralement surmenée par l'étude, le travail. Enfermée chez elle, assise le plus souvent, respirant l'air à de rares intervalles, elle se trouve prédisposée comme à souhait à la congestion ovarique lorsque le travail de la nature se fera vers ces parties. De là le développement des douleurs de reins, de ventre, des plis inguinaux, des jambes, qui font de la femme un être paresseux, malade, inerte, ne pouvant pas quitter son fauteuil sans courbature.

Toute jeune fille trop sédentaire, et elles le sont presque toutes à l'âge de 12 à 14 ans, précisément au moment du développement sexuel, aura toujours une menstruation difficile, et sera toujours prédisposée à l'hystérie en raison de l'hémostase qui se fera vers les ovaires.

La première condition à remplir pour éviter l'invasion de la névrose est dans le mouvement, sous quelque forme que ce soit.

Le plus facile de tous, c'est la marche, qui accélère singulièrement la circulation du sang, principalement dans les membres inférieurs ; mais entendons-nous bien par là. Je ne conseille nullement une légère promenade de quelques moments, à peine suffisante pour respirer l'air, et exciter l'appétit ; je veux la marche rapide, assez prolongée pour amener un commencement de fatigue, activer la circulation, stimuler tous les organes, surexciter toutes les fonctions. Les premiers jours, il y aura courbature. Qu'importe ? Les jours suivants, le corps sera habitué, entraîné, devrai-je dire, et toutes les facultés physiques prendront un remarquable développement.

D'abord, il n'y aura pas à redouter la maladie des ovaires. Les forces deviendront plus considérables, la peau plus fine, plus souple, plus mobile, moins chargée de tissu graisseux. Tous ces boutons, pustules, acnés qui se développent à cet âge, et qui sont l'indice d'une déplorable circulation, disparaîtront sans le secours de poudre de riz, d'onguents et de cosmétiques de toutes sortes, trop en vogue, et tous plus nuisibles les uns que les autres. Malheureusement, nous vivons dans une société presque organisée à l'envers. Il semble que, pour la femme, il y ait déshonneur à marcher. Dans tous les cas, on la met dans la presque impossibilité de le faire. Les vêtements sont gênants, les chaussures absurdes. Allez donc essayer de faire quelques kilomètres avec une semelle épaisse comme une feuille de papier, un talon haut de trois pouces, et pointu comme un clou !

A défaut de la marche, je conseille tous les exercices du corps, répétés chaque jour, quand faire se peut. La gymnastique rend de grands services ; mais ne remplace jamais avantageusement la grande promenade quotidienne.

L'équitation, en raison du mouvement qu'elle sollicite, de l'excitation qui en est la conséquence, constitue encore un excellent moyen, soit préservatif, soit curatif.

Et enfin, les voyages, les déplacements et la natation pendant l'été.

C'est à ce titre que les bains de mer, l'hydrothérapie, les voyages sur les montagnes rendront de grands services.

Les eaux minérales pourront également être très-utiles par la stimulation de l'organisme. En tête de toutes les stations thermales principales : Néris, Pougues, Plombières, Ems, qui chaque jour consolident la santé des nombreuses hystériques que j'ai eu occasion d'y envoyer. La minéralisation de ces lieux est très-faible; mais leur action n'en est pas moins incontestable (1).

Ainsi, le premier de tous les soins hygiéniques pour nous, c'est l'exercice, et même l'exercice un peu forcé, sous quelque forme qu'on l'emploie.

Mais, avec beaucoup d'exercice, une nourriture appropriée doit être donnée. Cette nourriture doit être saine et abondante et prise surtout à des heures régulières.

Cette condition est indispensable à un bon appétit, à une digestion facile, à l'utilisation, dans l'économie, de tous les éléments nutritifs.

Donc, trois repas par jour doivent être pris, jamais plus. Il faut bannir avec soin, avec une vigilance incessante, tous ces menus aliments qui sont constamment ingurgités dans l'intervalle des repas. Pas de fruits, pas de sucreries d'aucune sorte, pas de chatteries en un mot.

L'estomac se charge de toutes ces menues friandises, refuse les aliments sains qui lui sont donnés aux repas, prend l'habitude d'avaler un quelque chose à chaque minute de la journée, et de là résultent fatalement un certain nombre de désordres qui engendrent et compliquent une foule de maladies. C'est là une des causes les plus puissantes et les moins pourchassées de gastralgies épouvantables dont souffrent tant de jeunes filles et de jeunes femmes. De là, encore, la congestion ovarique; de là le mauvais état des liga-

____

(1) Voyez Durand-Fardel, Lebres, et Lefort, *Dict. des Eaux minérales.* Paris, 1860, 2 vol. in-8.

ments suspenseurs de l'utérus, et la série d'accidents par nous signalés qui en sont la conséquence.

J'insiste donc d'une manière toute particulière sur la nécessité absolue de prendre les repas à des heures parfaitement régulières, et de s'abstenir, dans l'intervalle des repas, de toutes ces sucreries séduisantes, fruits d'une civilisation raffinée, mais véritables engins destructeurs de la santé. Superfluités non-seulement inutiles, mais radicalement nuisibles, que l'on pourrait comparer à des poisons.

Si de la nourriture nous passons aux vêtements, nous trouvons la même série de contradictions contre les lois du bon sens. Je n'ai pas l'intention de faire la guerre au corset, et de faire le rôle d'Orgon, tant de fois joué inutilement. Je constate au surplus depuis quelques années que le corset à baleines et à armatures d'acier a fait place à des cuirasses plus légères qui bornent leur rôle à soutenir les seins et à maintenir les jupons. Mais cette cuirasse elle-même gêne beaucoup trop. C'est un progrès, mais encore insuffisant.

Je répéterai ce que tout le monde sait, c'est que toute compression sur le diaphragme, quelque légère qu'elle soit, est nuisible parce qu'elle s'oppose à tout mouvement de large dilatation du thorax.

Que dirai-je encore de la toilette de la femme? Tout y est absurde, tout est un vrai démenti au bon sens et à l'hygiène. Des chapeaux qui ne couvrent ni la tête ni les oreilles. Des souliers ou des bottines qui empêchent de marcher, fût-on doué de la meilleure volonté du monde. Des jupes insensées. Les jambes découvertes, amenant nécessaires les congestions du bas-ventre, des ovaires ou de l'utérus. Le cou toujours à l'air, d'où la prédisposition à la phthisie, etc.

Dans les classes pauvres, il est vrai, les conditions sont différentes. En apparence du moins, non en réalité.

Que fait la jeune fille du peuple?

A 12 ou 13 ans, aussitôt après sa première communion, elle entre en apprentissage.

Assise douze ou quatorze heures par jour, sans mouvement, sans exercice, elle fait de la couture, ou des modes ou des bottines sans relâche.

Sa nourriture ne consiste pas dans des pâtisseries et des sucreries, elle consiste en marrons, en hiver, pommes de terre frites ou pommes crues, en été, à toute heure du jour, et ainsi elle arrive à supprimer peu à peu tout repas substantiel à des heures régulières.

C'est, sous une autre forme, la répétition de ce que nous observons dans les classes riches. Mêmes résultats : constitutions débiles, congestions utérines ou ovariennes et névroses, névropathies de toutes sortes qui en sont la conséquence. L'hystérie en est une des formes. Elle en est même la plus fréquente. Non pas par ses attaques convulsives, mais par les perversions de la sensibilité générale ou locale, et par la cachexie latente d'abord, et de plus en plus accusée ensuite.

C'est certainement là la vraie cause, pour ne pas dire la cause unique de toutes ces affections de l'utérus et de ses annexes, affections presque inconnues dans les professions qui sont soustraites à ces influences. Inconnues chez les paysannes, chez les marchandes des quatre-saisons, chez les femmes des pêcheurs du bord de la mer, chez les marchandes de sardines de Saint-Jean de Luz qui font chaque jour huit lieues à pied en courant.

J'arrive maintenant à la question du traitement proprement dit. Je ne l'aborde pas sans trembler, sachant très-bien que je vais me trouver en contradiction avec beaucoup de médecins qui, considérant la maladie comme déterminée par la chloro-anémie, prescrivent un traitement reconstituant.

Je crois, au contraire, qu'il y a urgence absolue, dans le plus grand nombre des cas, à bannir les médicaments donnés usuellement, comme le fer et le quinquina.

A défaut d'expérience personnelle, je pourrais démontrer par la tradition, qu'à part de rares exceptions, ces médicaments usuels n'ont jamais améné l'amélioration ou la guérison de l'hystérie.

Pour développer cette thèse, il faudrait attaquer la question des chloroses. C'est ce qui fera l'objet d'un prochain travail.

Il faut combattre à tout prix la congestion des ovaires, d'abord par les sangsues, si la malade n'est pas trop anémique : sur lo pli inguinal, si nous avons affaire à une jeune fille ; sur le col de l'utérus, si nous avons affaire à une femme mariée.

A mon avis, le meilleur traitement de l'hystérie consiste dans l'application, répétée de mois en mois, de deux sangsues sur le col de l'utérus.

On se sert pour cette application d'un spéculum plein avec lequel on embrasse le col, on met les deux sangsues dans le spéculum, et on ferme incomplètement l'orifice extérieur avec un tampon de ouate.

La sangsue prend presque instantanément. Appliquée à cet organe, elle offre cette particularité qu'elle est gorgée en général au bout de dix minutes ou d'un quart d'heure. Quand elle se détache, le sang coule presque toujours assez abondamment. J'ai évalué entre 30 et 60 grammes, en moyenne, la masse de liquide retirée par ce moyen.

Lorsque la malade y consent, ce remède appliqué avec persévérance est véritablement héroïque.

Dans l'intervalle des règles, deux adjuvants excellentes, dont nous retirons tous les jours de bons résultats, sont les douches de vapeur sur le bas-ventre, et les ventouses sèches répétées presque tous les jours pendant une demi-heure sur les reins.

Si l'inflammation ovarique était trop forte, un large vésicatoire sur la fosse iliaque constituerait encore un excellent moyen thérapeutique.

Dans le plus grand nombre des cas, je ne crains pas d'affirmer que ces seuls remèdes employés dès le début, et avec persistance, suffisent pour enrayer la marche de la maladie, et rétablir la santé. J'ajouterai que remplacer l'usage du vin par la bière présente de grands avantages.

La bière anglaise, porter ou stout, coupée avec une eau minérale acide, eau de Seltz, de Saint-Galmier, de Condillac, de Soultzmat, de Vals, ou autre est la meilleure.

Mais si la maladie date déjà de longtemps, si la perturbation nerveuse est déjà considérable, s'il y a convulsions ou paralysie, les remèdes sus-mentionnés ne suffiront plus. Il est nécessaire de recourir à un traitement interne.

Un moyen véritablement merveilleux lorsque l'estomac veut bien le tolérer est l'opium et les bains prolongés combinés ensemble.

Mais l'opium doit être administré d'une manière toute spéciale. Je dois entrer, à ce sujet, dans quelques détails.

On fait faire 24 pilules avec un gramme d'extrait thébaïque.

On prescrit pendant trois jours une ou deux pilules suivant la force de la malade, le degré d'ancienneté de la maladie ; on augmente d'une pilule tous les trois jours, tant qu'il y a tolérance. Il faut que le médecin surveille avec soin chaque jour la tolérance du médicament.

Or, en général, la tolérance des hystériques pour l'opium est vraiment extraordinaire.

Dans mon service du Vésinet, il nous est arrivé de guérir des hystéries datant de fort longtemps, et d'une intensité aussi considérable que possible, par l'administration répétée de dix pilules d'extrait thébaïque chaque jour. Chacun des internes du service a assisté à ces rapides et admirables guérisons et en a recueilli les observations, et peut rendre compte des merveilleux résultats donnés par cet héroïque médicament, lorsqu'il est convenablement administré suivant les règles que je viens d'indiquer.

Cette dose de dix pilules est cependant exceptionnelle. En général, nous devons nous arrêter à huit pilules, administrées une par une de deux en deux heures. Dans la grande majorité des cas, c'est là que se borne la tolérance. Poussé plus loin, ce médicament détermine le vomissement et des démangeaisons insupportables.

OBSERVATION XXII.

PARALYSIE HYSTÉRIQUE. — TRAITEMENT PAR LES PILULES D'EXTRAIT THÉBAIQUE ET L'ÉLECTRICITÉ. — GUÉRISON (1).

Tri..., veuve Tré..., actuellement âgée de 26 ans, a été réglée pour la première fois à l'âge de 18 ans. Chez elle, la menstruation s'est accomplie, à dater de cette époque, régulièrement, sans coliques ni douleurs de reins. L'écoulement menstruel était abondant, sanguin et durait cinq à six jours.

A l'âge de 20 ans, elle se marie, et onze mois après devient mère. La grossesse poursuivit ses périodes sans accidents; l'accouchement fut facile, et le retour de couches se montra quarante-cinq jours après la parturition.

Le 18 octobre 1865, alors qu'elle approchait du terme d'une seconde grossesse, la femme Tri... perdit son mari atteint de fièvre typhoïde. Le même jour, elle ressentit les premières douleurs de l'enfantement, un médecin appelé aussitôt jugea ne devoir pas intervenir. La grossesse cependant était parvenue à son terme, et les mouvements du fœtus étaient perçus par la mère. Ce ne fut que huit jours après qu'eut lieu l'accouchement, lequel nécessita l'emploi du forceps. Un fait remarqué par notre malade en cette occasion, et sur lequel elle porte notre attention, c'est qu'après la délivrance, elle ne perdit qu'une quantité de sang insignifiante, et qu'elle évalue à deux verres ordinaires. Quant au produit de la conception, presque mort, il put néanmoins être rappelé à la vie, mais ne vécut que quatre mois. Nous parlerons ultérieurement du retour de couches. Aucun trouble ne survint consécutivement à la parturition, dans la séreuse péritonéale non plus que dans les annexes des organes de la génération.

(1) Recueillie par M. Ed. Fortin, interne à l'Asile du Vésinet.

Dès lors, apparaissent dans la santé de Tri... les phénomènes suivants :

1° Pas de retour de couches ; rétention absolue des menstrues ;

2° Douleurs abdominales ayant leur siége au niveau des
ovaires, principalement de l'ovaire droit, s'irradiant dans le
flanc , et s'exaspérant aux époques qui correspondent aux
menstrues ;

3° Sensation de boule remontant de l'hypogastre vers le
pharynx, et occasionnant, chez notre malade, « comme des
accès de suffocation ».

4° Crises, ou plutôt spasmes nerveux très-fréquents, mais
aussi très-légers.

Nous disons « spasmes », car jamais Tri... n'eut de véritables attaques hystériques. Du reste, elle n'a jamais , dans
ces circonstances, perdu connaissance.

Cet état de santé s'entretient chez Tri..., rudement éprou-
vée déjà par la perte de son mari, jusqu'au moment où,
abandonnant son pays, elle vient à Paris, pour s'y placer
comme domestique.

Cinq mois après y être fixée, elle est atteinte de fièvre
continue. Admise pour cette affection à l'hôpital de la Charité, dans l'un des services cliniques de la Faculté, le 8 octobre 1869, elle est envoyée en convalescence à l'Asile impérial du Vésinet le 25 suivant.

Peu de jours après son admission, de nouveaux symptômes de fièvre continue se déclarent, qui motivent le transfert
de Tri... dans les salles de l'infirmerie de l'Asile.

Outre les phénomènes propres à la fièvre continue, nous
constatons dans un nouvel examen :

1° Que les menstrues sont supprimées, ainsi qu'il a été dit,
et, lorsque vient l'époque où elles devraient paraître, des
douleurs vives se font sentir dans les reins, la matrice,
que la malade compare à celles de l'accouchement. En
dehors de ces époques, des douleurs existent dans l'abdomen, au niveau des deux ovaires, principalement du

côté droit. Par la palpation, ces douleurs s'exagèrent.

2° Au toucher, l'épiglotte est insensible, et aucun mouvement réflexe ne se produit lorsqu'on la titille avec le doigt.

3° Dans les membres inférieurs existe : « une sensation de faiblesse », que la malade éprouvait déjà depuis quelque temps, et qui ne paraît pas avoir été remarquée par le médecin du service à l'hôpital de la Charité. Disons, du reste, qu'attachant peu d'importance à ce symptôme qu'elle qualifiait de faiblesse, elle n'appela pas l'attention du chef de service sur ce point. Déjà avertis par des faits analogues que nous avions observés, nous analysâmes ce signe, et nous reconnûmes, soit en chatouillant la face plantaire, soit en promenant une épingle sur les membres inférieurs, en lui faisant traverser l'épaisseur de la peau, que la sensibilité cutanée n'était point normale. En effet, tandis qu'elle n'est qu'émoussée pour la jambe droite, la sensibilité est presque complétement abolie pour le côté opposé. Que l'on emploie le courant de l'appareil Rhumkorff, et nous constatons ce fait, que la jambe gauche, reconnue plus insensible aux agents ordinaires (piqûre d'épingle, pincement, grattage), ressent plus que la droite le courant électrique. Du reste, pas de différence dans le volume des deux membres inférieurs, pas d'atrophie musculaire. La marche est impossible, et la nature du sol n'est pas appréciée.

Au membre supérieur gauche existent également des points akinésiques ; ainsi le médius et l'annulaire de ce côté sont, dans leur extrémité, insensibles à la piqûre d'épingle.

4° Les muqueuses buccales, nasale et oculaire sont également insensibles ainsi que les amygdales, les piliers antérieur et postérieur du voile du palais. La muqueuse vaginale, le clitoris, les grandes et petites lèvres n'ont pas été examinés.

5° L'afflux de la salive existe, mais peu abondant.

6° Dans la moitié gauche surtout, la langue peut être piquée, pincée sans que la malade en ait conscience. La saveur des condiments placés sur cet organe n'est pas appréciée.

Les symptômes de fièvre continue étant amendés, le traitement par l'opium (1 gramme d'extrait thébaïque en 24 pilules, soit $0^{gr},042$ par pilule) est institué le 13 novembre. La malade en prendra d'abord deux par jour, mais on augmentera d'une par trois jours tant que durera la tolérance, c'est-à-dire jusqu'à ce qu'apparaissent les nausées et les vomissements. Tout d'abord on fit deux applications de 4 sangsues sur le col de l'utérus.

Le 20 novembre, alors qu'elle avait déjà pris 30 pilules, la malade nous déclare, à la visite du matin, que, depuis la visite de la veille, étant descendue de son lit, elle a eu conscience que sa jambe droite était plus forte. Elle ne peut marcher, il est vrai, mais s'appuie sur ce membre. La sensibilité lui paraît revenir dans la jambe gauche. — Prescription : 6 pilules que l'on continue jusqu'au 24 novembre.

Les 24 et 25 novembre, la dose est portée à 8 pilules, terme auquel on s'arrête, quoiqu'aucun accident de non-tolérance n'ait apparu.

Les 26 et 27, sur la demande de la malade, les membres inférieurs sont faradisés avec l'appareil Rhumkorff, et pendant la séance on remarque que la sensibilité tend à revenir. Néanmoins, la jambe droite demeure toujours la plus rebelle à l'action du courant.

A dater de ce jour, on maintient la médication par l'opium, mais à dose progressivement décroissante.

Le 28, la malade nous dit qu'hier, ayant voulu essayer ses forces, elle a pu aller entendre la messe. La sensibilité, devenue plus forte dans la jambe gauche, a reparu un peu dans celle du côté opposé. Les douleurs abdominales existent encore (nous sommes, il est vrai, à une date correspondant à une époque cataméniale) lorsqu'elles ont pour siége le côté gauche et s'irradient dans la région du flanc. Depuis deux jours la malade éprouve des rêvasseries nocturnes et un profond assoupissement dans la journée. Ces symptômes étant rapportés par nous au traitement par l'opium, on prescrit : Tisane de café, qui sera continuée pendant le reste du séjour à l'Asile. D'ailleurs, l'état général de notre malade est assez satisfaisant, quoique l'appétit soit presque nul. Disons aussi que la sensation de constriction au niveau du creux épigastrique persiste toujours.

Le mieux se continue les jours suivants ; peu à peu l'épiglotte, les muqueuses, la peau, la face plantaire recouvrent leur sensibilité normale ; la marche devient facile, et la malade quitte, sur sa demande, l'Asile le 8 décembre 1869, se proposant de reprendre ses travaux. Mentionnons, en terminant, que pendant le séjour à l'infirmerie les époques menstruelles ont reparu chez Tri..., et duré trois jours, alors que la malade était à la dose de 6 pilules.

Voilà un des exemples les plus remarquables d'hystérie incontestable, et que nul ne pouvait cependant soupçonner.

Il est bien évident, que sans nos études antérieures, rien ne pouvait nous faire deviner chez cette femme un état hystérique si prononcé.

Entrée pour une fièvre continue, ne soupçonnant aucunement la paralysie cutanée des membres ; ne croyant qu'à une faiblesse consécutive à sa fièvre, elle fut terrifiée du résultat de notre examen. Mais, grâce au fil conducteur que nous possédons, combien il nous est facile de reconstituer tout l'historique de sa maladie.

Cette femme, qui est dans l'aisance, est frappée de malheurs épouvantables. Elle accouche au moment où elle vient de perdre mari, enfant et fortune. L'ovarite en est la première conséquence, l'arrêt de la menstruation la suite, l'hystérie la conclusion.

Une fois le diagnostic posé avec précision, le traitement a été suivi avec une rigueur absolue, et une prompte guérison a couronné nos efforts.

OBSERVATION XXIII.

HYSTÉRIE CONFIRMÉE. — TRAITEMENT PAR L'OPIUM (1).

Louise François, âgée de 18 ans, née à Paris, entre à l'Asile le 15 octobre 1869 venant de Lariboisière avec le diagnostic : endocardite.

Elle a toujours eu du retard dans ses époques menstruelles ; les règles n'ont pas paru depuis deux mois.

Elle entre à l'infirmerie le 24 octobre. Elle souffre dans la fosse iliaque du côté droit surtout à la pression au niveau de l'ovaire de ce côté.

On constate une insensibilité complète des muqueuses de la bouche et de la narine du côté gauche. La sensibilité est conservée à droite.

La sensibilité du tronc est sensiblement émoussée du côté gauche depuis la troisième vertèbre cervicale jusqu'à la douzième dorsale.

La sensibilité des membres inférieurs est conservée ; la plante des pieds, seule, est insensible.

La sensibilité électrique est conservée.

On lui ordonne des douches de vapeurs et des pilules d'extrait thébaïque à dose progressive, elle est électrisée.

Le 4 novembre, la sensibilité est un peu moins émoussée, elle commence à sentir le sol.

Le 11, elle marche bien ; cependant elle ne sent pas encore parfaitement le sol.

Lorsqu'elle quitte l'asile le 15 novembre, la sensibilité est revenue ; il lui reste seulement de la faiblesse dans les jambes.

____

(1) Recueillie par M. P. Lacroix, interne à l'Asile du Vésinet.

OBSERVATION XXIV.

HYSTÉRIE CONFIRMÉE. — TRAITEMENT PAR L'OPIUM (1).

De Geyter, âgée de 29 ans, entre à l'Asile le 24 janvier 1870.

Elle a été réglée à quatorze ans et demi ; les règles, en retard de quelques jours, causaient des douleurs s'irradiant dans les cuisses.

Il y a cinq ans, elle a eu un enfant bien constitué, et, à la suite de ses couches, elle a gardé le lit pendant six semaines. Elle perd presque constamment depuis cette époque. Les règles sont toujours douloureuses. Lorsqu'elle éprouve la moindre contrariété, elle a des attaques de nerfs.

Le 26 janvier, on constate une ovarite du côté gauche ; l'ovaire donne sous le doigt la sensation d'un œuf de pigeon mobile. La malade dit que la pression, même légère, sur l'ovaire est très-douloureuse.

Fonctions digestives bonnes ; constipation opiniâtre ; amaigrissement progressif considérable. Pas de toux ; battements de cœur des chlorotiques ; locomotion irrégulière, les jambes sont bien constituées. La sensibilité de la plante des pieds est émoussée, celle des membres inférieurs conservée. L'épiglotte est complétement insensible. Le goût est conservé.

Elle prend des pilules d'opium à dose progressive jusqu'au 6 février, époque à laquelle elle quitte l'infirmerie. Son état s'est un peu amélioré.

OBSERVATION XXV.

HYSTÉRIE CONFIRMÉE. — TRAITEMENT PAR L'OPIUM. (2)

Marie Rigaud, âgée de 26 ans, est atteinte d'hallucinations et d'insensibilité générale. Elle entre à la Charité le 19 août 1869.

(1) Recueillie par M. P. Lacroix, interne à l'Asile.
(2) Recueillie par M. P. Lacroix, interne à l'Asile.

On lui donne des lavements d'assa-fœtida, du bromure de potassium et des douches froides à la suite desquelles elle se trouve beaucoup plus mal. On emploie aussi l'électricité, mais sans résultat.

Elle entre à l'Asile le 8 novembre avec le diagnostic : hystérie.

A la mort de sa mère (au mois de mars 1869) elle a eu une frayeur à la suite de laquelle se déclara la première attaque d'hystérie.

A son entrée à l'Asile, l'insensibilité est complète ; les règles n'ont pas reparu depuis la première attaque.

Douches de vapeurs, pilules d'extrait thébaïque à dose progressive.

Le 25 l'épiglotte est encore insensible, mais la sensibilité des membres est un peu revenue.

La muqueuse nasale est encore insensible, elle sent légèrement la piqûre d'une épingle.

Le 5 décembre, lorsqu'elle quitte l'Asile, la sensibilité est revenue en partie.

Lorsqu'il est toléré, l'opium est le véritable spécifique des affections hystériques.

Malheureusement, en thérapeutique comme en toutes choses, il n'y a pas de loi absolue.

Or, chez un certain nombre d'hystériques, la tolé-rance de l'opium est impossible.

Quelques-unes vomissent dès la première pilule, quelques autres dès la troisième. Il faut dans ce cas changer ce traitement, qui ne produira jamais de résultat satisfaisant.

A la suite de l'opium, je place au second rang, mais bien en arrière, le sulfure de mercure, donné dans une potion, également à doses progressives.

Enfin, si ces deux médicaments ne sont pas tolérés,

ou s'ils ne donnent pas les résultats désirables, arrive toute la série des antispasmodiques. En tête je placerai le sélin des marais, qui est sans action sur la paralysie hystérique, mais qui combat avec une merveilleuse efficacité les accidents spasmodiques. On peut l'administrer à la dose de 1, 2 ou 3 grammes chaque jour. Mais, je le répète, ce médicament n'a aucune action sur la paralysie hystérique.

Depuis plusieurs mois le bromure de potassium paraît avoir donné d'excellents résultats sur les accidents nerveux. On l'emploie à la dose de 2, 3 ou 4 grammes par jour, en solution dans de l'eau distillée.

J'ai déjà parlé des bains comme adjuvants de l'opium. Les bains un peu froids (25° centigrades), un peu prolongés (1 heure et demie) répétés chaque jour, constituent un excellent moyen thérapeutique, que je considère au début comme bien supérieur à l'hydrothérapie.

Lorsque j'ai pu l'appliquer avec persévérance, je puis dire que j'en ai toujours retiré les meilleurs résultats.

OBSERVATION XXVI.

PARALYSIE HYSTÉRIQUE. — TRAITEMENT PAR L'OPIUM. — LA MALADE DOIT QUITTER L'ASILE AVANT LA GUÉRISON DÉFINITIVE (1).

En 1869, est entrée à l'Asile impérial du Vésinet, la nommée Joséphine Dero..., âgée de 23 ans, dévideuse, née à Paris.

Interrogée sur les antécédents de l'affection nerveuse dont elle est atteinte, ainsi que sur sa santé antérieure, elle nous déclare avoir été réglée à l'âge de 15 ans ; l'écoulement mens-

(1) Recueillie par M. Ed. Fortin, interne à l'Asile.

truel, qui était pâle, sanguinolent, et dura deux ou trois jours, s'accompagna de fortes douleurs, tant dans tout le ventre que dans les reins, alors qu'elle paraissait établie, et que nulle cause ne s'était produite qui en pût justifier l'arrêt (la malade nous dit en effet n'avoir eu ni contrariété, ni peur, ni émotion quelconque), la menstruation est supprimée dès le second mois pour ne plus apparaître qu'à une date fort éloignée que nous déterminerons dans le cours de cette observation.

Le 7 janvier 1861 se déclare une attaque d'hystérie avec perte absolue de connaissance, dont la durée aurait été de sept heures. Transportée à l'hôpital Necker, elle fut soumise au traitement suivant : douches froides en pluie et en jet sur tout le corps ; préparations ferrugineuses ; potion éthérée. On employa même, nous affirme la malade, le magnétisme.

Des phénomènes de paralysie s'observent bientôt dans les bras et dans les jambes de chaque côté et que n'amenda guère l'électricité, puisque ce ne fut qu'au bout d'un an seulement que les deux membres supérieurs recouvrèrent leurs mouvements, et que la paralysie des jambes persista pendant trois années consécutives.

La santé de Dero... semblait devoir se rétablir ; la paralysie en effet était abolie, mais les fonctions menstruelles demeuraient suspendues. Alors apparurent des accidents cérébraux consistant en : perte absolue de la mémoire, délire, actes dont elle n'a pas eu conscience, qu'elle ne put désigner, et dont elle ne nous parle que par ouï-dire. Telle elle fut pendant 18 mois, temps au bout duquel, les symptômes nerveux guéris, les époques apparaissent pour la seconde fois depuis que Déro... est devenue pubère. Une troisième menstruation succède, après un nouvel arrêt de trois mois, à la précédente, et, comme elle, caractérisée par un écoulement peu coloré et s'accompagnant de douleur dans tout le ventre et dans la région des reins.

La menstruation se supprime de nouveau encore jusqu'en

mai 1867, en même temps que subsistent les accès d'hystérie assez fréquents du reste, puisque la malade nous dit en avoir eu jusqu'à trois par semaine et même quelquefois deux par jour. Une joie comme une peine, nous affirme-t-elle, devenait la cause des crises.

Au mois de mai, ainsi que nous l'avons mentionné plus haut, quatrième menstruation qui fut suivie d'une grossesse pendant laquelle les crises devinrent plus fréquentes en même temps que plus fortes. La grossesse néanmoins fut conduite à bonne fin, et l'accouchement fut facile. Mais des symptômes de péritonite aigüe, puis de fièvre typhoïde (?) suivirent, pour lesquelles elle fut admise à l'Hôtel-Dieu, dans l'un des services cliniques de la Faculté. Elle guérit de cette affection consécutive à sa grossesse, mais conserva toujours des douleurs dans le ventre. Les accès nerveux existaient d'ailleurs comme par le passé. L'examen au spéculum pratiqué par l'un de nos professeurs de clinique chirurgicale permet de découvrir une ulcération du col, assez importante, puisque, pour la guérir, on dut, à l'hôpital de la Charité, faire quatre cautérisations successives au fer rouge.

C'est de cette affection qu'était convalescente Dero... lorsque nous la vîmes pour la première fois à l'Asile impérial du Vésinet, le 12 février 1869. Les faits consignés précédemment nous furent alors énoncés par la malade. Les règles n'étaient pas encore revenues depuis son accouchement (1er mars 1868), les douleurs existaient encore dans tout le ventre, il n'y avait pas de paralysie des membres soit supérieurs, soit inférieurs; trois jours après son admission à l'Asile, c'est-à-dire le 15 février, avant qu'un nouvel examen au spéculum ait pu être fait, Déro... fut prise d'un accès d'hystérie très-intense après lequel apparut de nouveau une paralysie complète des membres inférieurs. Pour des raisons réglementaires, l'exeat lui fut signé, et du bureau central elle fut dirigée sur l'hôpital Saint-Louis où fut institué sans succès un traitement par les applications électriques. Elle en sort pour entrer de nouveau à la Charité. A cette époque les règles n'étaient pas encore revenues, les attaques se produisaient 4 à 5 fois par semaine, et pendant huit jours à l'hôpital la marche ne pouvait s'effectuer qu'au moyen de béquilles : « les jambes lui tremblaient, » dit-elle, et elle ne pouvait percevoir la nature du sol sur lequel elle marchait. De chaque côté de la ligne blanche, au niveau des ovaires, elle ressentait une douleur vive.

De plus, elle éprouvait des palpitations fréquentes, ainsi que la sensation d'une boule remontant de l'épigastre au pharynx.

Quelque temps après la paralysie des jambes disparut ; mais un jour et sans attaque préalable, au moment où du jardin commun des malades de l'hôpital elle veut regagner la salle, elle ne peut plus marcher : les mouvements des membres inférieurs étaient de nouveau complétement abolis, et ils le furent pendant trois jours.

Le 7 juin 1869, elle est dirigée sur l'Asile du Vésinet ; c'est donc la seconde fois que cette malade se présente à notre observation. Les faits qui précèdent nous sont racontés par elle ; quant à nous, nous constatons les suivants :

1° Les époques menstruelles ont reparu le 1ᵉʳ juin, c'est-à-dire pendant le dernier séjour à l'hôpital de la Charité ; elles existent encore et ne cesseront que le 8. Le sang est épais, rouge et constitué par des caillots. La menstruation s'accompagne de douleurs dans le ventre, surtout au niveau de l'ovaire droit, et qui augmentent par la pression digitale.

2° La marche ne s'effectue qu'à l'aide de béquilles la malade ne peut même pas se tenir droit sans ce soutien, et si on l'en prive, immédiatement elle tombe. Les jambes sont sensiblement du même volume, et les muscles ne sont pas atrophiés.

Le membre inférieur droit traîne sur le sol que touche l'extrémité seule des orteils étendus.

3° Que si l'on introduit l'index, jusque sur l'épiglotte, et qu'on la titille, nul mouvement réflexe ne se produit.

4° La luette, les piliers du voile du palais sont également insensibles à l'action du doigt explorateur, de même qu'à la piqûre d'une épingle dont est armée une pince.

5° On peut pincer, piquer la langue sans que la malade en ait conscience ; de même, les sensations gustatives sont abolies.

6° Que l'on enfonce une épingle, ou qu'avec la pointe de cet instrument on titille la peau des membres supérieurs et inférieurs, de façon même à l'excorier, on observe que le côté droit du corps est presque paralysé, tandis qu'à gauche la sensibilité existe encore, quoique émoussée.

Tout d'abord, cette malade fut soumise au traitement par l'opium (1 gramme en 24 pilules ; une par jour en augmentant progressivement) ; mais ce médicament fut mal supporté. Disons aussi que pendant son séjour à l'infirmerie de l'Asile, où elle fut admise dès son entrée, elle présenta des symptômes gastriques caractérisés par des vomissements qui nécessitèrent l'application de vésicatoires et d'un cautère.

A l'Asile, les crises ont été relativement moins fréquentes puisque leur nombre ne s'est élevé qu'au chiffre de 7, dont plusieurs ont été très-fortes.

Ajoutons enfin que, les 24 et 25 juin, la paralysie a complétement disparu chez Déro..., au point qu'elle a pu, pendant ces deux jours, marcher comme les autres pensionnaires de l'Asile sans béquilles. Malheureusement, cette guérison n'a été que de courte durée, et quand Déro... dut quitter l'Asile, la marche ne pouvait s'effectuer sans soutien.

Tel est le traitement de l'affection générale; quant aux accidents locaux, l'attaque hystérique au moins, si elle est peu intense, quelques compresses d'eau très-froide, la projection d'eau très-froide sur le visage, en réveillant l'action réflexe suffiront en général.

Mais si l'attaque est tellement intense qu'il y ait menace d'asphyxie, que l'eau froide soit sans action par le fait de l'anesthésie, il faut avoir recours sur-le-champ à l'électricité.

Il nous est arrivé d'arrêter instantanément des crises hystériques effroyables où l'asphyxie était imminente par l'application de ce remède, fait avec l'appareil de Breton, une éponge mouillée étant appliquée sur le cou, la seconde sur le creux de l'estomac.

Lorsque la crise est tout à fait au début, et que l'on peut ouvrir la bouche des malades, on arrêtera l'accès en saisissant la langue entre les doigts et en l'attirant au dehors. Par ce procédé on relève fortement l'épiglotte. L'accès de l'air dans les poumons n'est point interrompu, et par suite les convulsions ne se produisent pas. Malheureusement, ce moyen si simple est impossible alors que l'accès convulsif est déjà avancé, et que la constriction des mâchoires rend impossible la traction de la langue.

Quant au traitement de la paralysie hystérique, dans les cas nombreux où l'opium n'est pas toléré par l'estomac, où le sulfure de mercure n'amène pas une amélioration désirable, il faut, pour abréger la durée de la maladie, appliquer hardiment l'électro-puncture. Il serait bien extraordinaire qu'en l'espace de un ou deux mois, la malade ne reprît pas l'usage de ses membres inférieurs.

Telles sont, tracées d'une manière générale, les principales indications que je crois devoir remplir dans le traitement de cette singulière affection.

Je termine en constatant que mon intention n'a pas été de faire une monographie complète de l'hystérie;

mes occupations journalières ne m'en laisseraient pas le temps. Mon but a été plus modeste ; j'ai voulu contribuer, pour ma faible part, à propager quelques idées que je crois justes, et à exposer à tous ce que l'expérience m'a enseigné dans le vaste service qui m'a été confié. Je ne veux pas terminer cette lecture, sans me recommander à toute l'indulgence de mes juges, et à la bienveillance de tous ceux de mes confrères qui auront bien voulu m'écouter.

FIN.

TABLE DES MATIÈRES

Corbeil, typ. et stér. de Crété fils.